JN197649

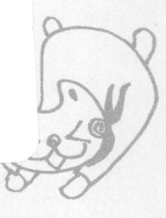

プチナース

母性
看護実習
クイックノート

監修 池西靜江
著 上敷領正子

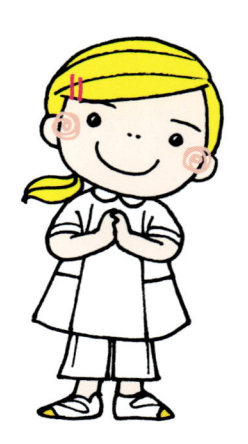

照林社

監修 池西靜江 Office Kyo-Shien 代表／鹿児島医療技術専門学校 顧問

著 上敷領正子 鹿児島医療技術専門学校看護学科 実習調整者

　臨地実習はみなさんにとっては「学習の場」です。しかし、患者さんにとっては「生命をかけた生活の場」です。病気のために、つらい、不安な日々を送っている患者さんがいます。そこで実習をさせていただくのですから、みなさんにもしっかりとした準備が必要です。

　「既習の知識や技術を活用して、今、自分ができる精一杯を尽くして看護する」のが臨地実習ですので、最も大切な準備は「既習の知識・技術」を引き出せるようにしておくことです。準備を周到にして、患者さんに満足していただける看護ができたとき、その「よろこび」は、これから看護職として仕事を続けていくときのエネルギーになるはずです。

　本書は、その手助けをするものです。それぞれの臨地実習でよく活用する知識を、臨地実習で指導している教員たちが、わかりやすくまとめました。本書を臨地実習に携帯しておけば、安心です。きっとみなさんの助けになります。

　既習の知識をもって、臨地実習に臨む、そこから患者さんの看護がみえてきます。

　2018年4月

　　　　　　　　　　　　　　　　　　　　　　池西静江

CONTENTS

第5章 産褥期の 観察・アセスメント・ケアのポイント ···· 73

第6章 新生児の 観察・アセスメント・ケアのポイント ···· 87

[装丁]
ビーワークス
[本文デザイン・DTP]
林慎悟（D.tribe）
[表紙・本文イラスト]
ウマカケバクミコ
[本文イラスト]
nabeco、今﨑和広、村上寛人、日の友太

本書の特徴と使い方

- 本書は、母性看護学で学ぶべきことから、特に「実習中で必要とされる知識」に絞ってまとめています。
- この一冊を実習時に携帯しておくことで、ケアを実施するとき、アセスメントをするとき、実習指導者に質問されたときなど、実習中のあらゆる場面で役立ちます。

実習でよく質問される内容は 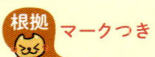マークつき

- いずれも、基本的には母体の腹壁に装着したトランスデューサーを介して20〜30分以上、胎児心拍数と子宮収縮を記録する。

 20〜30分以上測定する理由は、胎児の睡眠サイクルが20分間隔のためである。また、20分間に2回以上、15秒以上・15bpm以上の一過性頻脈が認められれば "reassuring pattern" と判断され、胎児の健康状態が良好と判断できるため

特に気をつけたいポイント・大切なポイントは マークつき

 頭血腫は黄疸が強く出ることがあるので、大きさの変化（血腫の吸収状態）やミノルタ値、皮膚色などと関連させながら観察しアセスメントを行っていこう

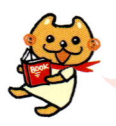 本書に実習中で気づいたこと、見学した内容、質問された内容なども書き加えて、オリジナルの実習ノートにしましょう！　そうすることで国試対策にも使える一冊になります

第 1 章

ここがポイント!
母性看護学実習

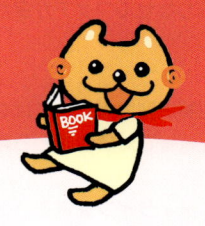

母性看護学実習では、
妊娠・分娩・産褥期にある母親と新生児を中心に
受け持ちます。
母親と新生児はユニットとしてとらえ、
そのユニットにかかわる人々も対象にした看護が
必要とされます。

母性看護学実習の
特徴とねらい

- 母性看護学は、妊・産・褥婦および新生児への看護活動に加え、次世代の健全育成をめざし、女性の一生を通じた健康の維持・増進、疾病予防を目的にした看護活動を行うものです。
- 看護の対象者は、健康レベルの高い女性と家族になります。身体的・心理的・社会的にダイナミックな変化をたどるこの時期に対象とかかわり、感じ・考えることができる重要な場です。
- 妊・産・褥婦はおおむねセルフケアが保たれています。病気ではなく、周産期にある人々の生理的変化を理解し、正常から逸脱しないように看護援助を実践していかなければなりません。
- そのためには、問題解決型思考だけではなく、健康な部分に着目し、ウェルネス型思考で対象者をとらえていくことが求められます。
- より健康的なマタニティライフを送るうえでの支援の必要性について学びを深めましょう。
- 対象者は妊娠期から母親としての役割獲得が少しずつ行われており、分娩後、育児を経験しながら役割を獲得していきます。役割獲得に伴う自己概念の変化や、親役割の獲得・育児技術の習得、家族機能の変化に対する支援のあり方を学びましょう。
- 新生児においては胎外生活適応過程など、胎児期からのダイナミックな変化を正常に経過できるように看護していくことが大切になります。

母性看護学実習の
実習場所の特徴

■母性看護学実習の主な実習場所と特徴

病院	**外来**	● 妊婦・褥婦と新生児が、妊婦健康診査や1か月健診に訪れる。妊婦だけでなく婦人科疾患の患者も来院する。妊娠継続を悩んでいる人も訪れる ● セクシャリティーに関する内容が多いためプライバシーへの配慮が求められる。また、内診や超音波検査、測定などで肌を露出する場面も多い ● 次の健診までの生活をセルフコントロールできるように、短時間で指導が行われる場である ● 受診にパートナー同伴で来院する人も増えている。家族に対しても、妊娠時の役割などを伝えることのできる大切な場である
	病棟 （新生児室 含む）	● 産褥期にある人、切迫流早産、帝王切開術前・術後の患者など、さまざまな妊・産・褥婦および新生児が入院している ● 新生児室は、児の誘拐防止のために鍵管理やセキュリティシステムで厳重な入退室管理が行われている
	陣痛室、 分娩室 （LDR含む）	● 産婦が分娩をする場である。LDRは部屋を移動することなく分娩環境が整えられる設備である
	授乳室	● 褥婦が授乳を行い、乳房・授乳に関する指導を受ける場である
助産所		● 妊婦健康診査や正常な分娩を取り扱う。産後ケア施設としても重要な機能を有している ● 助産師が開業しており、嘱託医や連携医療機関が定められている

母性看護学実習の
対象者の特徴

> まずは
> 母性看護学実習で
> かかわる
> 対象者の特徴を
> 把握しましょう

① 妊婦

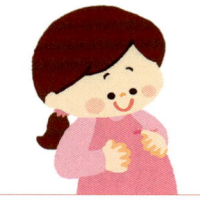

妊娠期間を通して、身体的・心理的にも大きな変化が生じる。**週数に応じた母体の変化、胎児の発育を理解し、健康状態をアセスメントすることが大切**になる。それらの変化に対する妊婦の適応過程や対処行動に関する情報を収集し判断を行い、逸脱していないかをアセスメントする。また、今後逸脱が予測される場合にも早めに指導する。

② 産婦

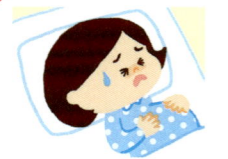

分娩第1〜4期まで産婦は児の娩出という大きな変化を迎える。**分娩進行状況を判断し、促進因子や阻害因子についてアセスメントして異常の早期発見を行い、正常からの逸脱を防ぐ。**また、産婦や家族の分娩に対する思いや適応状況についてアセスメントを行う。

＊母子保健法の規定では、「妊産婦」は妊娠中または出産後1年以内の女子、「新生児」は出生後28日を経過しない乳児とされている。

③ 褥婦

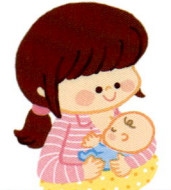

産褥期の2大変化（**退行性変化・進行性変化**）についてアセスメントを行う。日数に応じた変化から必要な看護実践を行う。母親役割獲得過程に問題は生じていないかアセスメントを行う。「**キーパーソンは誰か**」「**どのような支援が得られるのか**」などについて情報収集を行い、退院後の看護につなげる。

④ 新生児

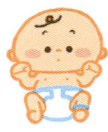

新生児の**胎外生活適応過程が正常から逸脱していないかアセスメントを行い**、育児援助とともに必要な看護の実践を行う。

⑤ 家族

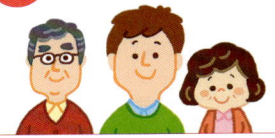

新たな家族の受け入れにより、家族の再構築が行われる。それぞれの役割獲得がスムーズにできるようにかかわる。父親役割獲得においては育児技術面での指導が重要となる。

⑥ 上の子どもたち

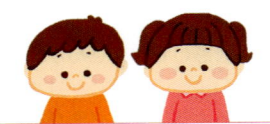

同胞ができることに対する認識や、受け入れについても、子どもの発達段階が影響する。例えば、まだ卒乳していない子どもにとっては、予期せぬ時期に卒乳せざるをえなかったり、赤ちゃんに母親を取られるのではという思いから退行現象などが出現することも考えられる。

母性看護学実習の
実習記録のポイント

実習記録でよく挙がる悩みについて、ポイントを紹介します。

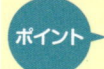

悩み	正常な経過で、何を書きどのように アセスメントしてよいかわからない
ポイント	**正常との比較で終わらせず、もっている 力を引き出すために必要なことを考えよう**

● 元来、妊・産・褥婦は健康レベルの高い人々です。正常な経過と比較検討しながら、阻害因子、促進因子について考えてみることが必要です。加えて、**今の状態をよりよくするために、対象の主体性を尊重しつつ、対象者のもてる力を引き出すために何が必要かを考えることが大切です。**

● 例えば、次の内容をみてみましょう。

> 例：産褥2日目　子宮底臍下2横指　排便は分娩当日にみられたのみ。もともと便秘傾向で4日出ないことも多かった。

● この内容を正常と比較しながら考えてみると、子宮復古としては問題ないと考えますが、解剖生理学的に考え、排便を行うことでより収縮がよくなると考えられます。排便促進の援助を行うことが、産後の退行性変化の促進にもつながります。分娩前から便秘傾向であり、褥婦は違和感を感じていませんが、排泄を促進する必要があるでしょう。このように、褥婦が排泄促進の目的を理解したうえで、行動できるようにする必要があります。

悩み 展開が早く、記録の量が多い

ポイント 時期による特徴を事前に整理しておくことが大切

● 母性看護学実習では、おおむね正常な妊・産・褥婦・新生児を受け持つこととなります。妊娠から産褥期・新生児期までの全体像をイメージしながら整理をしていくことが大切になります。日数によってどのような変化がみられるのか、時期による特徴や保健指導は何か、などを整理しながら事前学習を行いましょう（**下表**参照）。褥婦と新生児をユニットで考え、相互にどのような影響を与えているかについて考えてまとめておくことが重要です。

■事前学習のポイント

妊娠期	❶母体の身体的・心理的変化、親役割獲得に向けての準備（家族の役割と関係含む） ❷胎児および付属物の発育状況 ❸就労・社会的役割、経済状況 ❹育児についての思い（第1子などの育児状況含む）
分娩期	❶母体の身体的・心理的変化 ❷分娩の進行状態、促進因子／阻害因子 ❸胎児と胎児付属物の状態 ❹家族の心理と役割
産褥期	❶退行性変化、促進因子／阻害因子 ❷進行性変化（妊娠中からの手入れ・日数による変化・授乳状況） ❸心理的状態、親役割獲得状況 ❹家族機能 ❺退院後の生活、支援状況
新生児	❶胎外生活適応過程（生理的変化） ❷栄養状態（哺乳状態） ❸母児・家族関係 ❹環境

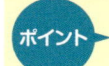 **ポイント**　相互にどのような影響を与え合っているかについて考えてみよう

● 育児手技のなかでも、母乳育児などに焦点を当てると、考えやすいでしょう。まずは、褥婦の乳汁分泌量と児の体重増加の関係性を考え、アセスメントします。新生児の日齢に合った哺乳量が分泌されているか？　不足しているなら、さらに分泌促進するためにどのように支援していけばよいのか考えてみましょう。褥婦の乳房状態に合わせて介入することは新生児の栄養に関する支援にもつながる重要な行為です。

ポイント　時期を考えながら設定してみよう

● 母性看護学実習の記録は、問題解決型思考ではないため目標を考えられないという声をよく聞きます。例えば褥婦・新生児に、本日どのような状態になっていてほしいか考えてみましょう。「産褥の変化や新生児の日齢に応じた変化が正常から逸脱せずに○○ができる」などを基準に目標設定を行ってみましょう。そのなかに対象者の個別性が入ることで、よりよい目標設定ができます。

第 2 章

妊娠期の観察・アセスメントに必要な基礎知識

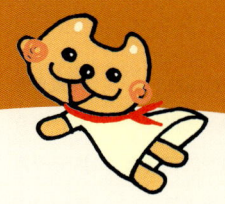

妊娠とは、
女性が卵子と精子の受精によって受精卵または
胚、胎芽・胎児を
体内に保有している状態です。

妊娠の成立と診断

●妊娠期間は最終月経（初日が0日）から数えて**280日間**（**40週**）である。

■妊娠の自覚症状と診断

妊娠の自覚症状	妊娠の診断
●月経の停止 ●基礎体温の高温相の2週間以上の持続 ●つわり（個人差はあるが妊娠4～6週ごろから妊婦の約50％にみられる）	●妊娠反応（尿中hCG）の検出（正常妊娠であれば妊娠4週ごろには陽性になる） ●超音波診断：胎嚢または胎児が確認される（妊娠5週ごろより） ●超音波ドップラー法による胎児心音の聴取（妊娠9週ごろより）

■妊娠期の区分

妊娠時期	妊娠週数	妊娠月数
妊娠初期	妊娠14週未満	第1～4月
妊娠中期	妊娠14～28週未満	第5～7月
妊娠後期	妊娠28週以降	第8～10月

※日本産科婦人科学会『産科婦人科用語集・用語解説集　改訂第3版』（2014年）より妊娠期の区分が変更になった。

■分娩予定日（ネーゲレの計算法）

●最終月経3月以前：最終月経の月に9を足して、日に7を足す
●最終月経4月以降：最終月経の月から3を引いて、日に7を足す

最終月経の初日	月	日	例：最終月経	例：分娩予定日
3月以前	＋9	＋7	2017年1月10日	2017年10月17日
4月以降	－3	＋7	2017年4月10日	2018年1月17日

※正確な分娩予定日の算出には、妊娠暦や妊娠計算機を用いる。

■妊娠週数の呼び方と妊婦健康診査（母子保健法）

妊娠月数	妊娠週数	WHO	日本の定義	定期健診
1	0〜3			11週末までに3回程度
2	4〜7		**流産** 〜妊娠21週6日 （妊娠22週未満）	
3	8〜11			
4	12〜15			
5	16〜19			
6	20 21 22 23	**早期産** 259日未満		4週間に1回
7	24 25 26 27		**早産** 妊娠22週0日〜 36週6日 （妊娠22週以降、37週未満）	2週間に1回
8	28 29 30 31			
9	32 33 34 35			
10	36 37 38 39	**正期産** 259〜293日	**正期産** 妊娠37週0日〜 41週6日（妊娠37週以降、42週未満）	1週間に1回（41週以降は2回/週）
	40 41 42 43 ↓	**過期産** 294日以後	**過期産** 妊娠42週0日〜 （妊娠42週以降）	

妊娠の経過

▶ 妊娠初期

【第1月（0〜3週）】

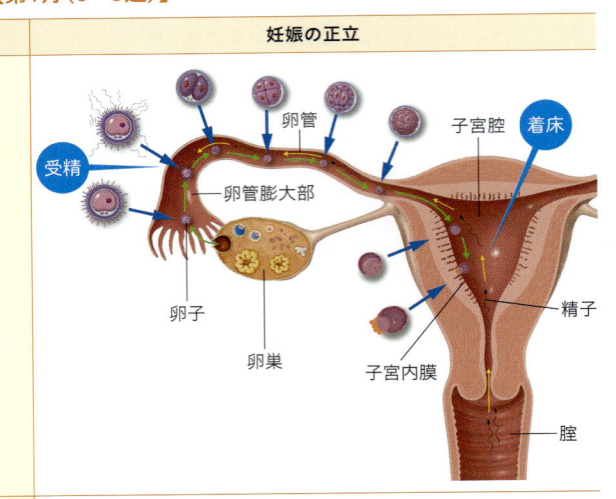

妊娠の正立

変化	● 受精卵は卵割しながら子宮内に移動し、受精後約1週間で着床する ● 2週以降、母体の基礎体温は上昇し始める

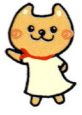

週数に応じた母体の変化、
胎児の発育などをふまえながら、
保健指導のありかたについて
学ぶことが大切です

【第2月（4〜7週）】

母体	胎児
子宮　胎児	眼　上肢　下肢

	母体	胎児
変化	● 月経停止と帯下の増加 ● プロゲステロンの影響による基礎体温の高温持続（非妊時＋0.3〜0.5℃） ● つわり症状の開始 ● 乳房の張り（出産まで増大） ● 子宮の増大（出産まで持続） ● 子宮頸部・外陰部の着色（リビド着色） ● ピスカチェック徴候[*1]（12週まで著明） ● ヘガール第1徴候[*2]（12週まで著明）	● 頭部の成長と顔の形成 ● 上肢の形成 ● 心臓、脳、脊髄、感覚器の基礎がつくられる **Check** 葉酸不足で二分脊椎のリスクが高まる
観察項目	● 血圧、尿検査（尿タンパク・尿糖）、体重 ● バイタルサイン：体温以外は非妊時と変わらず	● 胎嚢（GS）の確認：1.0cm程度の大きさ ● 超音波にて胎児心拍（FHB）の確認
保健指導	● 妊娠の受容・妊娠継続希望の確認 ● 定期受診 ● 妊娠の届出と母子健康手帳の活用（母子保健法） ● つわり、妊娠中の栄養と食事、流産予防	

*1【ピスカチェック徴候】子宮の形態変化。子宮の着床部分の膨隆。
*2【ヘガール第1徴候】子宮の硬度変化。双合診で子宮壁がないように感じること。

【第3月（8〜11週）】

母体	胎児

	母体	胎児
変化	●下腹部・胸部の増大→顕著化 ●乳房の張りが持続 ●下腹・腰の張り ●循環血流量の増加、静脈怒張 ●基礎体温の高温持続（非妊時＋0.3〜0.5℃） ●つわり症状の持続・増強傾向 ●頻尿、便秘	●尾部が消失し、ヒトらしい外形に近づく ●手、足、指が発達する ●肝、腎、肺、消化器系がそろう
観察項目	●血圧、尿検査（尿タンパク・尿糖）、体重 ●バイタルサイン：脈拍が増加傾向になる（安静時100回/分までは正常範囲）	●胎嚢の測定：約3.0cm ●胎児心拍の確認 ●超音波にて胎動（FM）の確認 ●頭殿長（CRL）測定が可能になる
保健指導	●日常生活の過ごし方　　　●つわり　　　●体重増加 ●流産の予防と徴候　　　●歯科口腔衛生 ●マイナートラブルについて（便秘・頻尿などの出現状況の確認） ●マタニティクラス（MC）参加へのすすめ ●母子健康手帳の活用	

【第4月（12〜15週）】※14週から妊娠中期

母体	胎児

	母体	胎児
発育のめやす	● 子宮底の高さ：恥骨結合と臍の中央（15週） ● 子宮底長：12cm	● 身長：16cm ● 体重：100g ● 児大横径（BPD）：19〜36mm
変化	● 腹部増大が目立ち始める ● 基礎体温が下がり始める ● つわり・頻尿などの症状が次第に治まる	● すべての主要器官が発生する ● 四肢の動きが活発化する ● 男児はペニスが突出（女児の生殖器は遅れて発達）
観察項目	● 血圧、尿検査（尿タンパク・尿糖）、体重、腹囲 ● 子宮底長	● 胎児心拍の確認（ドップラー法にて聴取可能） ● 超音波にて胎動の確認 ● 頭殿長の測定：5.0cm前後の大きさ
保健指導	● 日常生活の過ごし方 ● マイナートラブルとの対応 ● 体重コントロールの必要性 ● 勤労妊婦への母体保護に関する内容	● 乳房の観察 ● MC紹介 ● 分娩場所の選定

【第5月（16〜19週）】

	母体	胎児
発育のめやす	●子宮底の高さ：臍下2〜3横指（19週） ●子宮底長：15cm	●身長：25cm ●体重：250g ●BPD：37〜49mm
変化	●胎動を自覚する ●つわりなどの不快症状が軽減する ●妊娠線・妊娠性褐色斑が出現する ●白色帯下が増加する	●外性器で性別がわかるようになる ●胎盤が完成する（15〜16週） ●呼吸様運動、口の動きがみられるようになる ●手足の指がはっきりする ●皮下脂肪がつき始める
観察項目	●血圧、尿検査（尿タンパク・尿糖）、体重、腹囲 ●子宮底長 ※バイタルサインは大きな変動なし ※血圧は5〜10mmHg程度低くなる傾向にある	●胎児心拍、胎動の確認 ●頭殿長、BPDの測定
保健指導	●日常生活の過ごし方 ●胎動の時期と意義（胎児への話しかけ） ●体重コントロール：食事内容（付加量や減塩） ●運動：妊婦体操、マタニティーヨガなど　　　●MC紹介	

【第6月（20〜23週）】

	母体	胎児
発育のめやす	●子宮底の高さ：臍高 ●子宮底長：21cm	●身長：30cm ●体重：650g ●BPD：50〜61mm
変化	●腰背部痛、下腹部痛の出現 ●白色帯下の増加 ●下肢の浮腫・こむらがえり（下肢のけいれん）の増加	●母体外生存が可能になる（高度医療補助による） ●皮下脂肪の増加が盛んになる ●頭髪が生え始める ●皮脂、爪が認められる
観察項目	●血圧、尿検査（尿タンパク・尿糖）、体重、腹囲 ●子宮底長	●胎児心拍、胎動の確認 ●児大横径、腹部前後径、大腿骨長（FL）、推定体重（EFW）の測定
保健指導	●日常生活の過ごし方　　　　　●胎動の自覚 ●妊娠高血圧症候群（HDP）の予防と体重管理：貧血について（食事を含む） ●乳房の手入れ（経産婦の場合は前回までの授乳状況の確認を含む） ●マイナートラブルの予防　　　●出産・育児の準備	

【第7月（24〜27週）】

	母体	胎児
発育のめやす	●子宮底の高さ：臍上2〜3横指 ●子宮底長：24cm	●身長：35cm ●体重：1,000g ●BPD：50〜61mm
変化	●胸腹部を中心とする皮膚瘙痒感が出現する ●下腹・腰部の張り ●頻尿・尿漏れ ●便秘、便秘に伴う痔・脱肛の発生 ●HDPのリスクが増加する	●羊水量が最大（約700mL）になる ●皮下脂肪が蓄積し始める ●眼や耳が外界の刺激に反応し始める ●頭髪、睫毛、眉毛が生え始める
観察項目	●血圧、尿検査（尿タンパク・尿糖）、体重、腹囲 ●子宮底長	●胎児心拍、胎動の確認 ●児大横径、腹部前後径、大腿骨長、推定体重の測定 ●妊娠月数胎児の発育
保健指導	●HDP予防と体重管理　　●早産予防 ●マイナートラブルの程度および対処法 ●胎動チェック表の説明　　●バースプラン作成 ●出産場所の決定、出産準備状況の確認 ●勤労妊婦に対して諸届や産前産後休業について	

▶ 妊娠後期

【第8月（28〜31週）】

母体	胎児

	母体	胎児
発育のめやす	● 子宮底の高さ：剣状突起と臍の中央 ● 子宮底長：27cm	● 身長：40cm ● 体重：1,500g ● BPD：73〜82mm
変化	● 貧血が起こりやすくなる（動悸、息切れ、めまいなど）→貧血の定義：ヘモグロビン（Hb）値11.0g/dL未満またはヘマトクリット（Ht）値33%未満を妊娠貧血とする ● 腹部の張り、胎動が頻繁になる ● 不眠傾向	● 胎児姿勢をとるようになる ● 脳が急速に発達する ● 光、音、痛み刺激に反応する
観察項目	● 血圧、尿検査（尿タンパク・尿糖）、体重、腹囲 ● 子宮底長	● 胎児心拍、胎動、胎位の確認 ● 児大横径、腹部前後径、大腿骨長、推定体重の測定
保健指導	● 早産の予防　● HDPの予防 ● 胎動チェック表の確認 ● 出産育児準備状況の確認 <30週前後> ● 採血（この時期に特に貧血がみられるので採血が実施される施設が多い） ● 里帰り出産の注意（移動時期・方法など）、里帰り先の病院決定	● マイナートラブル ● バースプランの作成

【第9月（32〜35週）】

	母体	胎児
発育のめやす	●子宮底の高さ：剣状突起下2〜3横指 ●子宮底長：30cm	●身長：45cm ●体重：2,000g ●BPD：83〜88mm
変化	●食事がとりにくい ●腹痛が起こりやすい ●尿漏れが起こりやすい ●手足の浮腫、腰背部痛など不快症状が増加する	●肺のサーファクタントが完成する（33週以降） ●ほとんどすべての感覚器が整う
観察項目	●血圧、尿検査（尿タンパク・尿糖）、体重、腹囲 ●子宮底長 ●貧血検査（必要時）	●胎児心拍、胎動、胎位の確認 ●児大横径、腹部前後径、大腿骨長、推定体重の測定
保健指導	●マイナートラブルの確認・対応 ●早産の予防 ●HDPの予防 ●入院方法などの確認（移動方法については昼夜における交通状況などの違いなども考慮する、経産婦の場合は上の子どもの支援状況まで考慮する） ●バースプランの確認	

【第10月（36〜39週）】

	母体	胎児
発育のめやす	●子宮底の高さ：剣状突起と臍の中央 ●子宮底長：33cm	●身長：50cm ●体重：3,000g ●BPD：89〜93mm
変化	●胃や呼吸が楽になる ●子宮収縮が起こりやすくなる ●心身ともに疲労しやすい ●分娩開始徴候の出現（血性帯下、陣痛、破水など）	●いつ胎外に出ても生存できる状態となる ●母体から免疫を獲得する ●骨盤内に下降し、胎動が減少する
観察項目	●血圧、尿検査（尿タンパク・尿糖）、体重、腹囲 ●子宮底長 ●内診（必要時） ●ノンストレステスト（NST）	●胎児心拍、胎動、胎位の確認 ●児大横径、腹部前後径、大腿骨長、推定体重の測定 ●胎児モニタリング（必要時）
保健指導	●入院準備状況の確認 ●マイナートラブルの程度の確認、対応 ●乳房の手入れの確認（切迫があり、乳房手入れ困難な状況だった場合も手入れを開始する） ●日常生活の過ごし方 ●胎動カウントの確認	●バースプランの再確認 ●NST

妊婦健診

■ 標準的な妊婦健診のスケジュール

期間	妊娠初期〜23週	妊娠24〜35週	妊娠36週〜出産まで
健診回数（1回目が8週の場合）	4回（4週に1回）	6回（2週に1回）	4回（1週に1回）
共通の検査項目	● 健康状態の把握 ● 計測：子宮底長、血圧、浮腫、尿検査（尿タンパク、尿糖）、体重 ● 保健指導		
必要時の医学的検査	● 血液検査 ● 子宮頸がん検査 ● 超音波検査	● 血液検査 ● B群溶血性連鎖球菌（GBS） ● 超音波検査	● 血液検査 ● 超音波検査

Check 血圧、尿タンパク・尿糖の有無は簡易な検査で情報が得られ、その後の妊娠高血圧症候群・腎疾患・妊娠糖尿病の診断に有用である

時期ごとの
検査項目の内容を
しっかり理解して
おきましょう

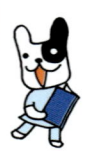

出生前診断

●妊娠中に胎児の疾患の有無を検査・診断することである。
●最もよく行われる羊水検査は、通常、妊娠14週以降に行う。

■出生前診断の主な方法[1]

診断方法		判別できる主な疾患
染色体分析	羊水細胞の培養による染色体分析	●染色体数の異常 ●染色体の構造異常 ●モザイク型ダウン症 ●18トリソミー
遺伝子診断 DNA診断	胎児組織中の細胞からDNAを抽出して分析	●多種の筋ジストロフィー ●脆弱X線症候群 ●血友病
生化学酵素的診断法	酵素活性の低下によって診断する	●先天性代謝異常（ファブリー病、ポンペ病）
画像診断 （超音波診断、X線検査）	画像によって形態異常を診断する	●胎児心奇形 ●食道閉鎖 ●尿路障害 ●水頭症 ●口唇口蓋裂
胎内感染の診断	分子生物学的手法によるウイルスなどのDNA検出	●先天性風疹症候群（CRS、p.35参照） ●サイトメガロウイルス感染

Check 羊水検査は、感染、子宮収縮に伴う流早産、出血、胎児損傷などのリスクを伴うため、十分な説明が必要である

異所性妊娠（子宮外妊娠）

【病態】

● 子宮体部内膜以外の部位に受精卵が着床することである。

● 受精卵の着床部位により、❶卵管妊娠（卵管膨大部妊娠、卵管峡部妊娠、卵管間質部妊娠、卵管采部妊娠）、❷腹膜妊娠、❸卵巣妊娠、❹頸管妊娠に分けられる。ほとんどが卵管妊娠であり、特に卵管膨大部妊娠が多い。

● 全妊娠の約1～2%を占める。

● リスク因子：骨盤内炎症性疾患（クラミジア感染症など）、経産婦、腹部手術の既往、体外受精による妊娠、子宮内避妊具の挿入、子宮内膜症など

【症状】

● 無月経、不正性器出血、下腹部痛がみられる。

【検査・診断】

● 妊娠反応が陽性で妊娠5週後半～妊娠6週の間に、経腟超音波検査で子宮内に胎嚢が確認されない場合に強く疑われる。妊娠週数・妊娠反応・超音波検査・症状の経時的観察によって診断する。

【治療】

● 腹腔鏡手術、薬物療法などを行う。

Check 卵管破裂などによる出血性ショックは母体が生命の危機に陥ることもあり、その際は緊急手術が実施される

前置胎盤、常位胎盤早期剥離

【病態】

● 前置胎盤は、**胎盤の一部または全部が子宮下部に付着**したものである。

● 常位胎盤早期剥離は、**正常位置に付着した胎盤が分娩前に剥離**するものである。

■ 前置胎盤と常位胎盤早期剥離の特徴

	前置胎盤	常位胎盤早期剥離
疼痛	なし	胎盤付着部位に激しい疼痛
出血	外出血（多量） 一定間隔で反復 鮮紅色で凝血あり	主に内出血（外出血は少量） 暗赤色でサラサラしている
陣痛	正常	不定
子宮	変化なし	板状で硬い、圧痛あり
内診	胎盤を触れる	胎盤を触れない
外診	普通	胎児を触れにくい
胎動・児心拍	比較的遅くまで良好	早朝に消失（または減弱）
合併症	通常なし	妊娠高血圧症候群の合併が多い

【治療・ケア】

● 帝王切開による分娩を行う。

● 分娩時には大量出血に対して準備を行う。

Check 外来実習では、医師記録に胎盤の位置の確認結果が記載されている。胎盤の正常な位置を知っていることが大切になる。前置胎盤では妊娠中期から初期症状として警告出血（突然の無痛性の出血）がみられるので注意しよう

流産

【病態・分類】

●妊娠満22週未満（21週6日まで）の期間に妊娠が終了したものをいう。

■流産の原因・分類[2]

妊娠継続期間による分類	生化学的流産	流産症状を伴うことなく月経様出血がみられるもの
	早期流産	妊娠12週未満の流産
	後期流産	妊娠12週以降22週未満の流産
子宮内容の状態による分類	完全流産	子宮内の妊娠内容物が完全に排出された状態
	不全流産	子宮内の妊娠内容物が一部残留した状態
臨床的進行度による分類	切迫流産	少量の出血はあるが、胎児や付属物はまだ排出されておらず、正常妊娠への回復が可能な状態
	稽留流産	胎芽あるいは胎児が子宮内で死亡後、無症状で子宮内に停留している状態
	進行流産	胎児や付属物はまだ子宮外に排出されていないが、すでに子宮口が開大し子宮出血も増加して妊娠の継続が不可能な状態
臨床的形式による分類	感染流産	流産経過中に子宮内感染が起こった状態
	習慣流産	3回以上自然流産を繰り返した状態

【ケア】

●妊婦は大きな喪失感や悲しみに直面する。思いを受け止め、寄り添うことが大切である。思いを表出できるようなかかわりが必要であり、妊婦を支えるパートナーのケアも忘れないようにする。

早産

【病態】

- 妊娠22週0日以降36週6日までの間に分娩に至ったものをいう。
- 原因は、前期破水、子宮内感染、多胎妊娠、羊水過多、絨毛膜下血腫、子宮頸管短縮、子宮頸管無力症、感染症、絨毛羊膜炎、早産の既往、重労働、糖尿病、高血圧など母体合併症などがある。

Check 絨毛羊膜炎は、子宮頸管粘液中顆粒球エラスターゼなどの検査結果があれば確認する

【症状】

- 子宮収縮、下腹部痛、性器出血などがみられる。

Check 妊婦は、「おなかが張る」「なんだか重たい」など表現が痛みとは限らないことも多いため、自覚的な表現については注意して観察していこう

【検査】

■主な検査と特徴

超音波検査	子宮頸管長短縮の確認	● 正常妊娠の場合、妊娠24週で子宮頸管長は平均35mmである。それが25mm未満に短縮した場合は早産のハイリスク群とする **Check** カルテにCL〇〇mmと書かれていた場合は子宮頸管長（CL：Cervical length）のことを示している
子宮頸管粘液中顆粒球エラスターゼ	頸管炎・絨毛羊膜炎の診断	● 頸管炎、絨毛羊膜炎があると早産の原因になるため確認する

【治療】

- 薬物療法が中心となる。リトドリン塩酸塩（選択的β_2刺激薬、商品名：ウテメリンなど）、イソクスプリン塩酸塩（商品名：ズファジランなど）が用いられるが、効果がみられない、または副作用が強い場合には硫酸マグネシウムが用いられる。
- リトドリン塩酸塩の副作用：頻脈、動悸、便秘、頭痛など
- 硫酸マグネシウムの副作用：頭痛、腱反射低下、脱力感、呼吸抑制など

【ケア】

- できるだけ妊娠を継続させることが看護目標になる。

■ケアのポイント

- 安静の保持
- 便秘予防（努責を防ぐ。特に安静療法は便秘になりやすい）
- 食事内容の工夫（便秘予防）
- 精神的ケア
- 入院し安静度に制限がある場合は、内容に応じたケアの選択

Check 流産の原因の1つである頸管無力症は、無痛で生じる子宮頸管の開大で、胎児が娩出されてくる状態をいう。超音波上、子宮頸管の長さが2cm未満が危険因子となる。出血、破水の有無に注意して観察しよう。手術療法には、マクドナルド法、シロッカー法がある。予防的頸管縫縮術は妊娠12週以降の早期に行う

妊娠高血圧症候群（HDP*）

【病態・分類・診断】

- **妊娠20週以降、分娩後12週までに高血圧がみられる場合**、または高血圧に**タンパク尿**を伴う場合のいずれかで、かつこれらの症状が単なる妊娠の偶発合併症によるものではないものをいう。
- リスク因子には、母体年齢（高年齢、低年齢）、初産婦、肥満などがある。
- 体重の急激な増加（500g／週以上）は要注意である。

■ 病型分類

妊娠高血圧腎症	妊娠20週以降にはじめて高血圧が発症し、かつタンパク尿を伴うもので分娩後12週までに正常に復する場合
妊娠高血圧	妊娠20週以降にはじめて高血圧が発症し、分娩後12週までに正常に復する場合
加重型妊娠高血圧腎症	❶高血圧症が妊娠前あるいは妊娠20週までに存在し妊娠20週以降タンパク尿を伴う場合 ❷高血圧とタンパク尿が妊娠前あるいは妊娠20週までに存在し、妊娠20週以降、いずれか、または両症状が増悪する場合 ❸タンパク尿のみを呈する腎疾患が妊娠前あるいは妊娠20週までに存在し、妊娠20週以降に高血圧が発症する場合
子癇 （しかん）	妊娠20週以降にはじめてけいれん発作を起こし、てんかんや二次性けいれんが否定されるもの。けいれん発作の起こった時期により、妊娠子癇、分娩子癇、産褥子癇とする

日本産科婦人科学会：妊娠高血圧症候群. 日本産科婦人科学会誌2006：58（5）：N-64. より改変して転載

Check 子癇では前駆症状（頭痛、眼華閃発［目がちかちかする］、反射亢進）に注意が必要である

*従来、妊娠高血圧症候群の英文名称はpregnancy induced hypertension（PIH）が用いられていたが、日本妊娠高血圧学会により、hypertensive disorders of pregnancy（HDP）を使用すると変更されている。

■症候による亜分類

		高血圧	タンパク尿
重症・軽症の病期分類	軽症	収縮期血圧140mmHg以上、160mmHg未満の場合または拡張期血圧90mmHg以上、110mmHg未満の場合	300mg/日以上、**2g/日未満**
	重症	収縮期血圧160mmHg以上の場合または拡張期血圧110mmHg以上の場合	**2g/日以上**のときはタンパク尿重症とする。なお、随時尿を用いた試験紙法による尿中タンパクの判定量は24時間蓄尿検体を用いた定量法との相関性が悪いため、タンパク尿の重症度の判定は24時間尿を用いた定量によることを原則とする。随時尿を用いた試験紙法による成績しか得られない場合は、複数回の新鮮尿検体で、連続して3＋以上（300mg/dL以上）の陽性と判定されるときにタンパク尿重症とみなす
発症時期による病型分類	早発型 EO：early onset type	妊娠32週未満に発症するもの	
	遅発型 LO：late onset type	妊娠32週以降に発症するもの	

日本産科婦人科学会：妊娠高血圧症候群. 日本産科婦人科学会誌2006：58（5）：N-64. より改変して転載

Check 尿検査で尿タンパクが出てもすぐにHDPと決めつけず、血圧・体重増加・浮腫などの確認だけでなく、正しく採尿できているかも重要である。帯下の混入はないか、採尿量が少なくないかなども確認するようにしよう

【ケア】

- 妊娠の終了（分娩）が最も有効な治療方法であるが、妊娠を継続する場合は、薬物療法、安静（発作を誘発させるもの[強い光、騒音など]の遮断）などを行う。
- 薬物療法では降圧薬を与薬する。子癇発作の発症・再発の予防のためには、硫酸マグネシウムを用いる。

■ 妊娠高血圧症候群の生活指導および栄養管理指針

生活指導	安静、ストレスを避ける（予防には、軽度の運動、規則正しい生活がすすめられる）	
栄養指導（食事指導）	エネルギー摂取（総カロリー）	非妊時BMI24以下の妊婦：30kcal×理想体重(kg) + 200kcal/日
		非妊時BMI24以上の妊婦：30kcal×理想体重(kg)/日
	予防には妊娠中の適切な体重増加がすすめられる	BMI < 18では10〜12kg増
		BMI18〜24では7〜10kg増
		BMI > 24では5〜7kg増
塩分摂取	7〜8g/日程度とする（極端な塩分制限はすすめられない）	
	予防には10g/日以下がすすめられる	
水分摂取	1日尿量500mL以下や肺水腫では前日尿量に500mLを加える程度に制限するが、それ以外は制限しない。口渇を感じない程度の摂取が望ましい	
タンパク質摂取量	理想体重×1.0g/日	
	予防には理想体重×1.2〜1.4g/日が望ましい	
動物性脂肪と糖質は制限し、高ビタミン食とすることが望ましい	予防に食事摂取カルシウム（1日900mg）に加え、1〜2g/日のカルシウム摂取が有効との報告がある。また海藻中のカリウムや魚油、肝油（不飽和脂肪酸）、マグネシウムを多く含む食品に高血圧予防効果があるとの報告もある	

注）重症、軽症とも基本的には同じ指導で差し支えない。混合型ではその基礎疾患の病態に応じた内容に変更することがすすめられる。
日本産科婦人科学会：妊娠高血圧症候群．日本産科婦人科学会誌2006：58（5）：N-67．より改変して転載

妊娠糖尿病（GDM）

【病態】

- 妊娠糖尿病（GDM）とは、妊娠中にはじめて発見または発症した糖尿病に至っていない耐糖能異常である。
- 妊娠中の明らかな糖尿病、糖尿病合併妊娠は含めない。

■ 妊娠糖尿病の危険因子

- 尿糖陽性
- 肥満
- 巨大児出産の既往
- 妊娠高血圧症候群
- 糖尿病の家族歴
- 過度の体重増加
- 加齢（高年齢）

Check 妊婦健康診査で尿糖＋だった場合、すぐに糖尿病とアセスメントせず、健診前に甘いものを食べていないかなど確認しよう

【症状・合併症】

- 高血糖による症状がみられる。
- 母体の高血糖は母体だけでなく、胎児にも影響を及ぼす。

■ 主な合併症

母体合併症	●妊娠高血圧症候群 ●網膜症	●流産、早産 ●腎症　など
胎児合併症	●胎児死亡 ●巨大児 ●新生児低血糖	●先天奇形 ●肩甲難産 ●高ビリルビン血症　など

【診断】

■ 妊娠糖尿病（GDM）の診断基準

● 75gOGTTにおいて次の基準の1点以上を満たした場合に診断する。

❶空腹時血糖値	≧92mg/dL（5.1mmol/L）
❷1時間値	≧180mg/dL（10.0mmol/L）
❸2時間値	≧153mg/dL（8.5mmol/L）

■ 妊娠中の明らかな糖尿病の診断基準 [注1]

● 以下のいずれかを満たした場合に診断する。

❶空腹時血糖値	≧126mg/dL
❷HbA1c値	≧6.5%

＊随時血糖値≧200mg/dLあるいは75gOGTTで2時間値≧200mg/dLの場合は、妊娠中の明らかな糖尿病の存在を念頭に置き、❶または❷の基準を満たすかどうか確認する[注2]。

■ 糖尿病合併妊娠の診断基準

❶ 妊娠前にすでに診断されている糖尿病
❷ 確実な糖尿病網膜症があるもの

注1）妊娠中の明らかな糖尿病には、妊娠前に見逃されていた糖尿病と、妊娠中の糖代謝の変化の影響を受けた糖代謝異常、および妊娠中に発症した1型糖尿病が含まれる。いずれも分娩後は診断の再確認が必要である。
注2）妊娠中、特に妊娠後期は妊娠による生理的なインスリン抵抗性の増大を反映して糖負荷後血糖値は非妊時よりも高値を示す。そのため、随時血糖値や75gOGTT負荷後血糖値は非妊時の糖尿病診断基準をそのまま当てはめることはできない。

これらは妊娠中の基準であり、出産後は改めて非妊時の「糖尿病の診断基準」に基づき再評価することが必要である。
日本糖尿病・妊娠学会と日本糖尿病学会との合同委員会：妊娠中の糖代謝異常と診断基準の統一化について．糖尿病58：802，2015．

【治療】

●合併症予防のためにも、厳格な血糖コントロールが必要である。

■主な治療法

妊娠前	●血糖コントロール：HbA1c 6.5％未満 ●薬物療法：インスリン療法（頻回注射法、CSII*）
妊娠中	●血糖コントロール：空腹時血糖70〜100mg/dL、食後2時間血糖値120mg/dL未満 ●食事療法で目標血糖値が達成できない場合→インスリン療法

＊【CSII】持続皮下インスリン注入療法。携帯用小型インスリン注入ポンプで皮下に持続的にインスリンを注入する。

■母体の適正体重増加

BMI	体重増加量めやす
BMI＜18.5	12〜15kg
18.5≦BMI＜25	10〜13kg
25≦BMI＜30	7〜10kg
30≦BMI	個別対応（5kgがめやす）

感染症

●妊婦の感染症への罹患は胎児や新生児への影響も大きい。感染経路を理解して予防することが必要である。

■ 主な感染症の感染経路と胎児への影響など

感染症	感染経路		胎児への影響など
	母体	胎児	
風疹	飛沫感染	胎内感染	●妊娠初期の胎児の感染で先天性風疹症候群（CRS） ●CRSの症状：白内障、緑内障、先天性心疾患、感音性難聴 **Check** HI法抗体価16倍以下の妊婦への対応：妊娠期→人ごみや子どもの多い場所を避け、同居家族への風疹ワクチン接種を勧める。生活指導を行い風疹罹患予防に努める。産褥期→産褥早期に風疹ワクチンの予防接種を勧める
トキソプラズマ	経口・経気道感染 **Check** 人獣共通感染症であるため、非加工の生の肉食、猫の糞などペットとの接触などに注意が必要	胎内感染	●妊娠初期の感染で先天性トキソプラズマ症 ●先天性トキソプラズマ症の症状：網脈絡膜炎、脳内石灰化、水頭症、胎児発育不全、小頭症、精神運動発達遅延など
サイトメガロウイルス	飛沫・接触・性行為感染	胎内感染・産道感染	●妊娠初期の感染症で先天性サイトメガロウイルス感染症
単純ヘルペス	飛沫感染	産道感染	●妊娠初期の初感染では約10％が自然流産で、先天異常の発生はまれ

感染症	感染経路		胎児への影響など
	母体	胎児	
梅毒	性行為・血液感染	経胎盤感染（胎内感染）	●早期先天梅毒、晩期先天梅毒 **Check** 近年増加傾向にあり、女性では妊娠にかかわる20歳代に多い
成人T細胞白血病	母子・性行為感染	母乳による母子感染	●児のHTLV-1のキャリア化
ヒト免疫不全ウイルス（HIV）	血液・性行為感染	産道・経胎盤・母乳感染	●新生児AIDS・キャリア化
B群溶血性連鎖球菌感染症（GBS）	上行性感染	産道感染	●肺炎、敗血症、髄膜炎 ●予防のため分娩中のペニシリン点滴静注を行う

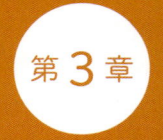

第3章

妊娠期の
看護技術のポイント

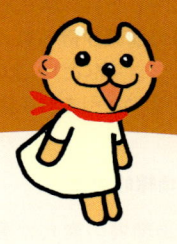

妊娠期は、妊娠週数に応じて
正常に経過しているかのアセスメントや、
妊娠による影響を緩和する看護技術が
必要になります。

妊婦へのかかわり方のポイント

- 母性看護学実習での妊婦とのかかわりは、外来実習が中心になります。**妊娠の週数に応じて、母体や胎児の状態が変化し、それに応じて生活や注意点なども異なってきます。**
- 今はどのような時期にあるのか、妊娠の受け入れはどうかなど、確認していくことが大切です。
- また、短い時間で妊婦が生活を振り返り、より健康に安全に妊娠生活を送ることができるようなコミュニケーションがとれるとよいでしょう。
- 質問をする際は自分が聞きたいことだけを中心にせず、プライバシーに配慮しながら、妊婦の話も聞きましょう。
- 事前に受け持つ妊婦の情報が得られる場合には、**妊娠歴**や**家族背景（サポーターの有無**など）、上の子の育児のことなど知っておくと、妊婦の思いを引き出す話題提供ができます。

■カプランの妊娠期の情緒的変化

妊娠初期 （〜15週）	内分泌環境の変化が著しく、その適応が困難な時期
妊娠中期 （16〜27週）	身体が内分泌の変化に適応するとともに、妊婦自身が妊娠の現実にも適応する時期
妊娠後期 （28週〜）	腹部増大が著明となり、分娩を予期する時期

レオポルド触診法

●妊娠後期（28週以降）に、胎児の胎位・胎向・児頭の固定・嵌入（かんにゅう）の状態を観察するために行う。

■ 胎位、胎勢、胎向

	胎位	胎勢	胎向
定義	胎児の縦軸と母体の縦軸の関係	胎児の姿勢	児背の向き
正常	頭位	後頭位	●第1胎向：母体の左側 ●第2胎向：母体の右側 ※頭位の場合
異常	●骨盤位 ●横位　　●斜位	●頭頂位　　●前頭位 ●額位　　　●顔位	分娩への影響はない

■ 準備のポイント

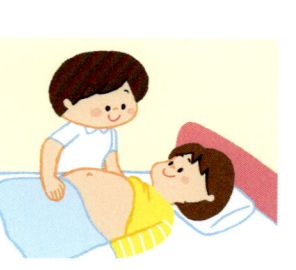

- ●妊婦には事前に排尿を済ませてもらう。
- ●仰臥位になってもらい、両膝を立てて腹壁を弛緩させる。
- ●過度の露出防止のため、下腹部〜下肢にバスタオルをかける。
- ●観察者は手を温めておく。

Check　妊娠32週ごろに骨盤位である場合、逆子体操（膝胸位）、外回転術などによる胎位の矯正が行われる。その際、おなかの張りを感じたら（切迫症状）中止し、安静にすることもしっかりと妊婦に伝えておく

■観察方法[1]

		観察方法
第1段法		● 観察者は妊婦の右側に立ち、妊婦と向かい合うようにする ● 子宮底部に両手を置き、両手の先端で腹壁を軽く押しながら観察する ● 早産をまねく可能性もあるため、腹部の張りなどに十分に注意する ● 子宮底の高さ、胎児子宮底側を評価する（頭部か殿部か）
第2段法		● 子宮底部に当てた両手を、そのまま子宮の両側壁に移動する。左右の手で交互に押しながら、下方に移動させて触診する ● 胎位、胎向を評価する
第3段法		● 右手の母指と他4指との間で、恥骨結合上にある胎児先進部をつかむ ● 胎児先進部（頭部か殿部か）、胎児下降度を評価する
第4段法 （37週以降に追加）		● ここで観察者は妊婦の足先のほうを向く ● 両手を左右の下腹部に当てる。下腹部に当てた両手を、胎児下降部と恥骨の間に静かに挿入し、両手の間で胎児下降部をつかみ、胎児下降度を評価する

アセスメント		

頭位 `正常`

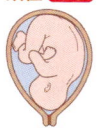

- 球形の塊（殿部）に触れる
- 児頭が子宮の下方にある

骨盤位 `異常`

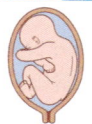

- くびれのある球部の塊（頭部）に触れる

横位 `異常`

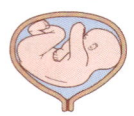

- 球形の塊に触れない

第1胎向 `正常`

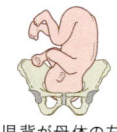

- 児背が母体の左側に触れる

第2胎向 `正常`

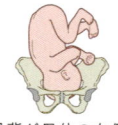

- 児背が母体の右側に触れる

横位 `異常`

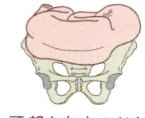

- 頭部を左右のどちらかに触れる

頭位 `正常`

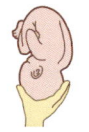

- くびれのある球部の塊（頭部）に触れる

骨盤位 `異常`

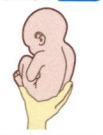

- 球形の塊（殿部）に触れる

横位 `異常`

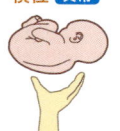

- 球形の塊に触れない

浮動 `正常`

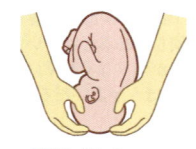

- 頭部に触れる

固定 `正常`

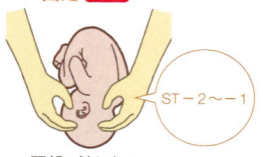

ST−2〜−1

- 頭部に触れない

超音波断層法（エコー）

- 胎児の形態的発達、羊水量の測定などを行うことで、胎児の状態を評価する。
- 経腹超音波検査により、羊水インデックス（AFI）、または羊水ポケットを測定して羊水量を評価する。

■ 羊水インデックス（AFI）、羊水ポケットの測定方法

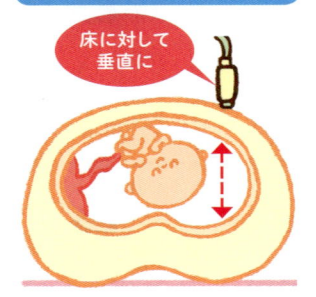

AFIの測定方法

床に対して垂直に

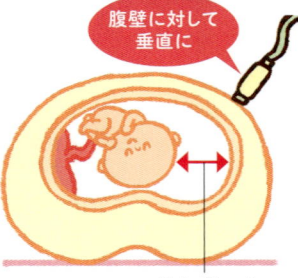

羊水ポケットの測定方法

腹壁に対して垂直に

羊水ポケット

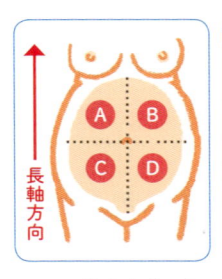

長軸方向

Check

実習では、「AFIが5cmだから正常」とアセスメントしてしまいがちである。確かに正常であるが、限りなく過少と近接している。5cmと20cmはいずれも正常であるが、胎児に与える影響などは、内容的に十分同じであるとはいいがたい。正常値ではあるが限りなく異常に近い5である、ととらえるほうがよいだろう

AFIの求め方（cm）= Ⓐ + Ⓑ + Ⓒ + Ⓓ

■羊水量の評価方法

	AFI	羊水ポケット
羊水過少	<5cm	<2cm
正常	5〜24cm	2〜8cm
羊水過多	24cm<	8cm<

羊水は、7か月で最大となり、700mL程度である。10か月になると500mLになる

■羊水量の異常

	羊水量	主な原因
羊水過多症	800mL<	●胎児側：胎児奇形（消化管閉鎖、中枢神経系の異常）、一卵性双胎 ●母体側：妊娠糖尿病
羊水過少症	<100mL	●胎児側：腎臓・尿路系の異常（胎児の尿量の減少による） ●母体側：妊娠高血圧症候群、予定日超過など

■頸管長の画像

●妊娠中期で子宮頸管長が25mm未満の場合には早産のリスクが高くなる。

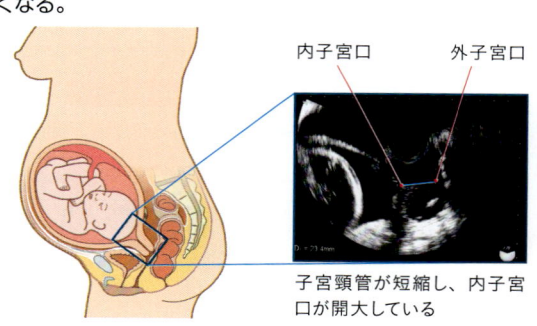

内子宮口　　外子宮口

子宮頸管が短縮し、内子宮口が開大している

胎児心拍数モニタリング

- ●胎児の状態を評価する胎児心拍数の測定には、下記のような方法がある。

■胎児心拍数モニタリングの方法

妊娠中	●NST（**p.46**） ●NSTで胎児状態が不明の場合→CST*、BPS（**p.47**）
分娩中	●胎児心拍数モニタリング

- ●いずれも、基本的には母体の腹壁に装着したトランスデューサーを介して20〜30分以上、胎児心拍数と子宮収縮を記録する。

 20〜30分以上測定する理由は、胎児の睡眠サイクルが20分間隔のためである。また、20分間に2回以上、15秒以上・15bpm以上の一過性頻脈が認められれば "reassuring pattern" と判断され、胎児の健康状態が良好と判断できるため

【胎児心拍数パターンのアセスメント】

■基本の胎児心拍数パターン

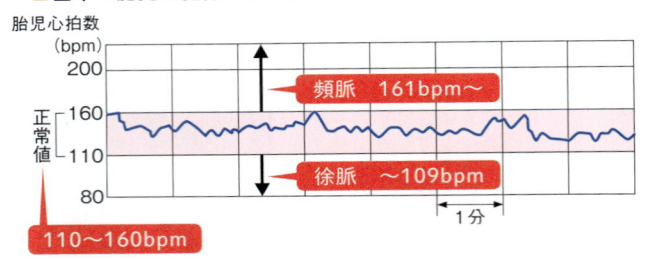

＊【CST】コンストラクションストレステスト。人工的に子宮収縮を起こし、胎児と胎盤の異常を確認するテスト。

▶ 一過性頻脈（心拍数が一過性に増加）→胎児の状態が良好

● 胎動や子宮収縮に伴って出現する。

※上段：胎児心拍、
　下段：子宮収縮

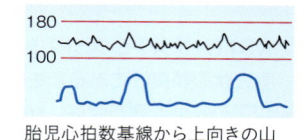

胎児心拍数基線から上向きの山

▶ 一過性徐脈（心拍数が一過性に減少）

● 胎児心拍数基線から下向きの谷として出現する。
● 一過性徐脈は次の4つに分類される。

■ 早発一過性徐脈

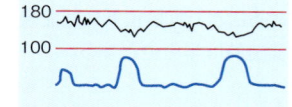

子宮収縮と対称的な波形

● 児頭の圧迫によって起こる生理的な心拍低下である。

■ 遅発一過性徐脈

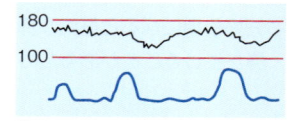

徐脈の開始が子宮収縮より少し遅れる

● 胎児機能不全の状態のため、酸素投与や急速遂娩の準備が必要である。

■ 変動一過性徐脈

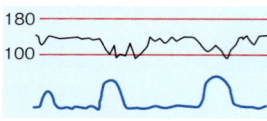

徐脈の開始の時期が一定しない

● 主に臍帯圧迫が原因で産婦の体位変換で解消する。重度で頻発する場合は急速遂娩の準備が必要となる。

■ 遷延一過性徐脈

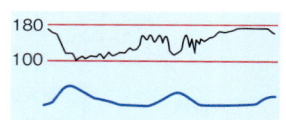

徐脈が2分以上10分未満続く

● 胎児が最も弱っている状態で、酸素投与や体位変換を行うと同時に、急速遂娩などの準備が必要となる。

NST

- NST（ノンストレステスト）は胎児に負荷をかけることなく、胎児状態が良好であるかを確認するために行う。
- 以下の基準を満たせば、reassuring patternとして、胎児良好と評価する。

❶基線が正常範囲内にある	❸一過性頻脈がある
❷基線の細変動が正常である	❹一過性徐脈がない

【仰臥位低血圧症候群】

- 妊娠後期になると妊婦が仰臥位をとることで仰臥位低血圧症候群が生じることがあるため、NST実施時は半座位とする。

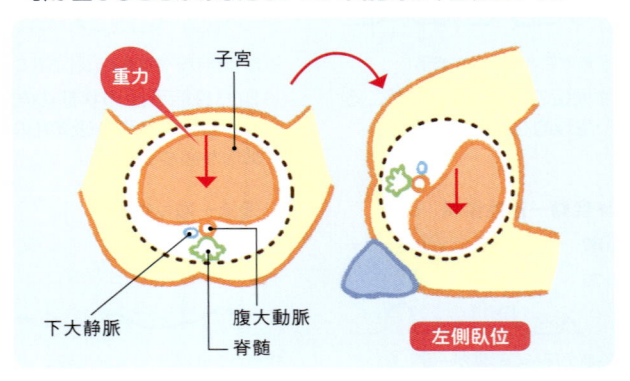

子宮

重力

下大静脈

腹大動脈

脊髄

左側臥位

根拠 仰臥位低血圧症候群は、増大した子宮が下大静脈を圧迫→静脈還流量が減少→心拍出量が減少→全身の血圧低下により、ショック症状が生じる

BPS

●BPS（バイオフィジカルプロファイルスコア）は、NSTと超音波検査によって得られる4つの観察項目で胎児の状態を判定する。

■BPSの評価方法

観察項目		2点（正常所見）	0点（異常所見）
NST[1)]		15bpm以上15秒以上一過性頻脈が20〜40分間に2回以上	左記を満たさない
超音波検査	胎児呼吸様運動	30秒以上持続する胎児呼吸様運動が30分間に1回以上	左記を満たさない
	胎動	30分間に体幹と四肢の分離した3回以上の胎動	左記を満たさない
	胎児筋緊張	30分間に1回以上の四肢の屈曲・伸展運動、または手を握ったり開いたりする動き	30分間に屈曲・伸展運動が認められない
	羊水量[2)]	2cmを超える垂直断面の羊水ポケットがある	左記を満たさない

1）4項目のエコー所見がすべて正常の場合、NSTは省略可能。
2）垂直断面の最大羊水ポケット径が2cm以下の場合はBPSにかかわらず精査が必要。

正常	合計点が8〜10点
胎児のアシドーシス疑い	合計点が4点以下

妊娠中の生活指導

■生活指導のポイント

	指導内容	根拠
栄養・食生活	●特に妊娠初期はビタミンAの過剰摂取に注意する（ビタミンAを多く含む食品：レバー、うなぎ、サプリメントなど）	催奇形性があるため
	●妊娠初期から鉄や葉酸を積極的に摂取する	葉酸は胎児の神経管閉鎖障害の予防のため
	●塩分摂取量は1日10g以下とする	妊娠高血圧症候群予防のため
	●肥満、過重体重増加に注意する	妊娠高血圧症候群や糖尿病、遷延分娩などを引き起こしやすいため
嗜好品	●飲酒は最低限とする	多量の飲酒により、胎児アルコール障害（FAS）が生じるため
	●カフェインは紅茶など日常飲用する程度の摂取量は問題ないが、過剰な摂取は禁止する	過剰摂取により、早産、SFD児などのリスクが高まるため
喫煙	●妊娠中は喫煙しない（受動喫煙を含む）	低出生体重児、早産、周産期死亡の増加、出生後の乳幼児突然死症候群との関連が指摘されているため
妊娠中の運動	●ウォーキング、妊婦体操（p.50）、マタニティヨガ、妊婦水泳などをすすめる。運動や乳房の手入れに伴う、腹部の張りや痛みなどがあった場合は中断する	肥満予防、体力増進、血液循環促進、マイナートラブルの予防・軽減、気分転換に有効なため
妊婦の衣服	●下着：清潔で洗濯や手入れがしやすく、皮膚を刺激しない、締めつけすぎないもの。また増大する腹部・乳房に適応できるもの ●靴：踵が低く（高さは3cm程度）、安定感があるもの、滑らないもの	妊娠中は帯下が増加するため手入れがしやすいものが望ましい。妊娠により、腟内はデーデルライン桿菌により、乳酸のはたらきが増加して強い酸性となり、白色の帯下が増える。これにより、雑菌の繁殖を予防できるが、酸に強い菌は繁殖できる（カンジタなどの症状がみられる原因）

	指導内容	根拠
乳房の手入れ	● 入浴時には乳頭をマッサージする ● 乳頭に乳汁が滲んできたら、洗い流す	乳房の手入れは、乳管開通、授乳時の乳頭損傷の予防、乳腺発達に伴ううっ血、浮腫の改善、陥没・扁平乳頭の改善につながる
口腔ケア	● う歯や歯周病がある場合は治療する。妊娠中の歯科受診はつわりの落ち着いた妊娠中期がよい ● 歯科受診に伴う仰臥位低血圧症候群に注意する ● 子どもへの指導のためにも、正しい口腔ケア（ブラッシング）方法を習得する	妊娠中はエストロゲンやプロゲステロンの影響によって歯肉炎が生じやすいため（歯肉炎は早産のリスクにもなる）

Check 体重が増えるのには理由がある。体重が増加している時期や食生活を妊婦と振り返り、原因と解決策を探ることが必要である。実行可能な内容を妊婦に合わせて指導していかなければ、問題解決に至らない。塩分なども同様に考えよう

Check 乳房の手入れに伴う、下垂体後葉から分泌されるオキシトシンの刺激による子宮収縮に注意する

アセスメントの ポイント

果物は体によい（貧血によい）といった理由で、偏ったものだけを大量に摂取していないかなど、バランスよく摂取できているか確認しよう。また、食事摂取時間、ジュースやお菓子の摂取量の多さにも注意してみよう。経産婦の場合、子どもの残りを食べるなどで体重が増えすぎる可能性がある。アセスメントをする際は、消費エネルギー（活動量とのバランス）の状態と併せて行うとよい。

妊婦体操

- めやすとしては、妊娠12週ごろから始める。
- 無理のない、痛みを感じない範囲で行う。
- 首、側腹筋、腰背部、背筋、足首、大腿四頭筋、下腿三頭筋、股関節、骨盤底筋群などのストレッチ、腰回し運動などを行う。

■ 妊婦体操の例

肩甲骨周囲筋のストレッチ

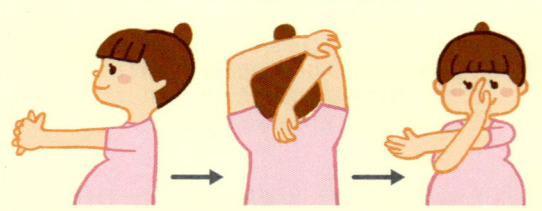

指を組んでそのまままっすぐ前に伸ばす。手を背中に回したり、手を体に引きつけ伸ばすなどを行う。

頸部のストレッチ

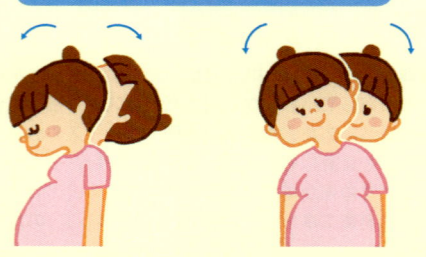

頭を前後左右に回したり、傾けたりする。

骨盤を傾ける運動

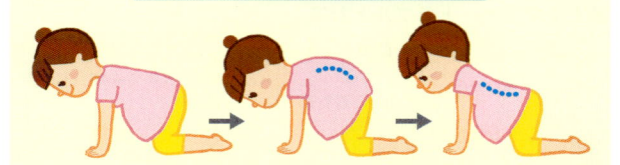

よつんばいの姿勢をとる。息を吐きながら殿部→肛門→下腹部の順に筋を引き締める。骨盤を前上方に向かって傾ける。息を吸って吐きながら、下腹部から殿部に向かって緊張をゆるめ、重心を少し前にして背中を伸ばす。

骨盤底筋群の運動

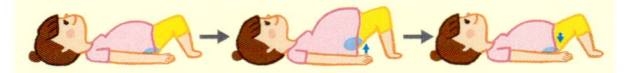

腰を床につけたまま、全身の力を抜き、肛門を引き締め、息を吸って吐きながら挙上する。挙上したまま一呼吸する。息を吸って吐きながら腰を降ろす。

腰をねじる運動

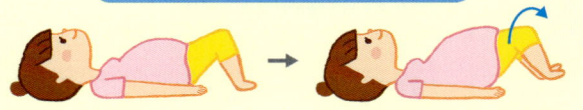

両膝を立てた仰臥位で、両足の膝を曲げたまま、左側に半円を描くように倒して元の位置に戻す。右側も同様に行う。

マイナートラブルに対する指導

■主なマイナートラブルと対策

症状	原因	対策
胃部圧迫感・胸やけ	●子宮増大に伴う運動低下による逆蠕動運動 ●プロゲステロン増加による胃噴門部括約筋の弛緩（胃液の逆流） ●妊娠に伴うストレス	●1回の食事量を減らし、食事回数を増やす ●胃酸分泌を増加させる食品（酸味・辛味の強いもの、熱い・冷たいもの、硬いもの）の摂取を控える ●ストレス回避、規則正しい生活とリラックス
便秘	●子宮増大に伴う腸管圧迫 ●プロゲステロン増加による腸蠕動運動（大腸平滑筋の運動）の減少 ●運動量の減少、不規則な食生活など	●朝食後の排便習慣（胃腸反射：冷たい水、牛乳の摂取） ●食物繊維の多い食品の摂取と水分摂取 ●軽い肛門刺激 ●医師の処方による緩下薬内服
頻尿	●子宮増大に伴う膀胱圧迫	●膀胱炎症状（排尿時痛、残尿感など）の有無の確認
こむら返り	●子宮増大に伴う筋肉疲労	●ストレッチ、筋肉マッサージ、妊婦体操 ●マグネシウム、ビタミンB群・カルシウムの摂取
腰背部痛	●子宮増大による姿勢の変化 ●プロゲステロン増加による靱帯・結合組織の弛緩	●正しい姿勢の保持 ●妊婦体操による筋力低下の予防 ●骨盤支持ベルトの着用
静脈瘤	●子宮の増大による下半身の血管への血液停滞 ●プロゲステロン増加による静脈管壁の弛緩に伴う静脈血管拡張	●身体を締めつける衣服は避ける ●足を挙げて休む ●長時間立ち続けない ●マタニティ用弾性ストッキングの着用

里帰り出産のかかわり

●里帰り出産は35週の時期が望ましい。

■里帰り出産のメリット・デメリット

メリット	デメリット
●子育て経験者からの支援・アドバイスが受けられる ●家事を任せてゆっくりと過ごせる（産褥期においては、回復に向けての休息が阻害されにくい） ●育児に専念できる ●上の子の育児をサポートしてもらえる	●妊娠後期・産褥期の移動によって母子に負担がかかる ●妊娠期からの一貫した健康管理・指導を受けにくい ●施設についての情報不足 ●夫（パートナー）の不在は、異常発生時の迅速な対処に影響を与える ●周産期に家族が分離することで、役割獲得や家族の再構築が遅れる ●実家に依存しやすく、自宅に帰ってからの適応を妨げる要因となる

Check

●最近は、長期間実家にいることで、自宅に帰ったときに育児を行うことができない人も出てきている。また、核家族化もすすみ、祖父母がいても産後のサポートが十分に得られない家族もいる。そのため、地域との連携の重要性が増している
●いつまで実家にいるのか、自宅への交通手段などについても確認しておこう

母性看護における地域連携

- 母性看護学の対象者は、地域の中で生活しながら、妊娠〜育児期を過ごしている。妊娠期において「妊娠かも？」と受診したときから看護師とのかかわりが始まる。
- 地域の中で母児を支援していく保健師との連携は重要である。妊娠継続を希望し、母子健康手帳が交付され、地域の保健師と出合うところから、地域の中での支援活動が行われる。看護師は、妊婦健康診査を受診しない（胎児への虐待ともいわれる）、家庭的な問題があるなどさまざまな問題を、地域の保健医療者と連携をとっていくことが大切である。
- 退院後、継続して母児を支援していくために、地域での連携は不可欠である。母児を地域の中で孤立させないためのネットワークづくりが大切である。

第4章

分娩期の観察・アセスメント・ケアのポイント

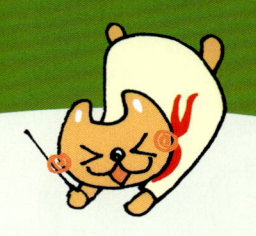

分娩（出産）とは、
胎児および付属物（胎盤など）が
子宮から母体外に娩出されることをいいます。
分娩時のアセスメントには、
異常が生じていないかを観察することが大切です。

正常分娩の経過

■ 正常分娩の経過

	分娩の前兆	分娩第1期（開口期）		
所要時間		●初産婦→10〜12時間 ●経産婦→5〜6時間		
状態		分娩開始〜子宮口全開大		
		分娩開始	子宮口全開大 （約10cm）	
母体	●子宮頸管の熟化 ●不規則な陣痛 （前駆陣痛） ●産徴（おしるし） ●前期破水（陣痛前 に破水すること）	●規則的な陣痛 （6回/時以上、 陣痛周期が10 分以内）	●陣痛間隔は短 く、陣痛発作持 続時間は長くな る ●産痛の自覚 ●胎胞の形成	
胎児	●産道を下降し、 児頭が骨盤入口 部に固定される	●第1回旋	●第2回旋	
		児頭が前屈しなが ら骨盤内に進入す る。顎を引きつけ る形となる	回転しながら下降 する	

分娩第2期（娩出期）		分娩第3期	分娩第4期
● 初産婦→1〜2時間 ● 経産婦→30分〜1時間		● 初産婦→15〜30分 ● 経産婦→10〜20分	分娩終了から2時間後まで
子宮口全開大〜胎児娩出		胎児娩出〜胎盤娩出	
胎児娩出		胎盤娩出	
● 破水 ● 陣痛が頻繁で痛みが強まる ● 努責感の増強		● 胎児の娩出後、胎盤や卵膜が娩出 ● 後産陣痛	p.59参照
● 排臨→発露→第3回旋→第4回旋 ● 第3回旋 児頭が娩出される ● 第4回旋 回転しながら横を向く	**Check** ● 排臨：陣痛発作時に陰裂が開いて児頭の一部が現れ、間欠時には再び後退して見えなくなる状態 ● 発露：排臨後、間欠時にも児頭が後退せず、陰裂に見られる状態		

産婦へのかかわり方のポイント

- ●産婦の人生における貴重な1ページである、生命誕生の瞬間に立ち会える機会を与えてくださったことに感謝しながらかかわりましょう。
- ●事前に、産婦や家族の思い、どのようなお産にしたいのかなどバースプランを確認しておくのもよいでしょう。
- ●産婦が安全に分娩進行できるように、産痛緩和や呼吸法などを一緒に行いましょう。「学生だから」「見たこともないから」と消極的な学習姿勢で臨むのではなく、産婦とともに誕生の瞬間を迎えるために、できることを誠実に行いましょう。
- ●立ち会い分娩などでは、産婦とパートナーとの時間やかかわりに配慮しながらサポートすることを忘れないようにしましょう。
- ●産婦のがんばりを認めながら、学生として何ができるのか考え、産婦に希望を確認しつつ、安全・安楽のためにできることを行っていくことが大切です。

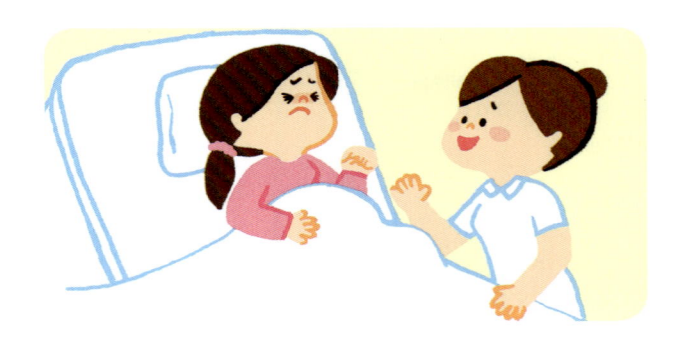

分娩各期の観察項目とケア

■ 分娩各期の観察項目とケア

	観察項目	ケア
分娩第1期	● 分娩の進行状態 ● 異常の早期発見	● 姿勢の工夫 ● 産痛の軽減、リラクセーション ● 2～3時間ごとに排尿を促す ● 呼吸法誘導 ● 食事調整（消化によい食事、十分な水分補給）
分娩第2期	● 分娩の進行状態 ● 異常の早期発見	● 姿勢の工夫（上体を起こした姿勢） ● 産痛の軽減、リラクセーション ● 呼吸法誘導
分娩第3期	● 胎盤剥離徴候の確認 ● 子宮底の観察 ● 血圧測定 ● 出血量の確認	● 胎盤計測・出血量の確認 ● バイタルサイン測定（心拍数） ● 子宮収縮の促進 ● 出血・ショックの予防 ● 母児の早期接触 ● 会陰・肛門の観察と感染予防 ● 精神的ケア
分娩第4期	● 子宮復古の状態（特に子宮収縮：子宮底長・硬度） ● 異常の早期発見	● 出血・ショックの予防 ● 母児の早期接触 ● 会陰・肛門の観察と感染予防 ● 子宮底長・硬度の確認→状況によって輪状マッサージ、クーリング ● 悪露交換、流血状況の確認 ● バイタルサイン測定 ● 精神的ケア

分娩の3要素

■分娩の3要素

❶ 娩出力（陣痛＋腹圧）
❷ 産道（軟産道、骨産道）
❸ 娩出物（胎児および胎児付属物）

■分娩のアセスメント

分娩第1期の遷延	初産婦では陣痛発来から子宮口開大が3〜4cm以上で、その後が1cm／時間以上かかるものを、分娩遷延の可能性があると考える（フリードマン曲線[p.63]を参考にする）
分娩第2期の遷延	初産婦で2時間以上・経産婦で1時間以上児が娩出されなければ、分娩遷延・分娩停止と考える
分娩遷延	分娩第1期から第3期までの時間の合計を分娩所要時間という。初産婦で30時間・経産婦で15時間以上分娩に至らないものを分娩遷延という

Check

分娩第4期は出血の多い時期であり、注意が必要である。第3期までの出血量が多い、収縮が弱いと予想されるときには2時間待たず1時間値、2時間値とそれぞれ計測し、子宮収縮状態を確認し対処する

安全安楽な分娩ができるように、分娩の3要素をしっかりととらえ、促進因子・阻害因子を考えることが大切です

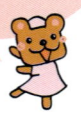

陣痛の評価

■ 陣痛の種類

妊娠陣痛	●前駆陣痛：分娩前3〜4週から認められる
分娩陣痛	●開口期陣痛：分娩第1期の陣痛 ●娩出期陣痛：分娩第2期の陣痛 ●後産期陣痛：分娩第3期の陣痛
後陣痛	●産褥期の不規則な陣痛

■ 標準的な陣痛周期

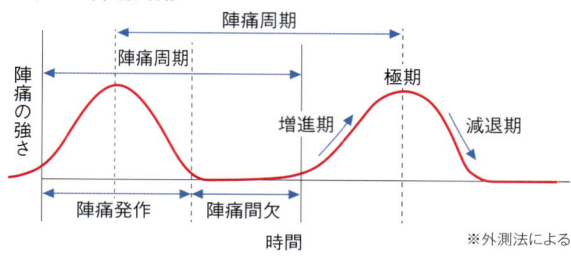

■ 陣痛の強度（陣痛周期と子宮口開大度による）

子宮口 開大度		4〜6cm	7〜8cm	9〜10cm	分娩第2期
陣痛周期	平均	3分	2分30秒	2分	2分
	過強	1分30秒以内	1分以内	1分以内	1分以内
	微弱	6分30秒以上	6分以上	4分以上	初産4分以上 経産3分以上

■ 陣痛の持続時間

子宮口開大度	4〜6cm	7〜8cm	9cm〜
持続時間	70秒	70秒	60秒

ビショップスコア

● 子宮頸管成熟度の評価法である。
● 合計点が初産婦では9点以上、経産婦では7点以上で頸管が成熟していると評価する。

■ ビショップスコア

因子 ＼ 点数	0	1	2	3
子宮頸管開大度(cm)	0	1～2	3～4	5～6
子宮頸管展退度(%)	0～30	40～50	60～70	80～
児頭の先進部の位置 (下降度、ステーション)(cm)	−3	−2	−1～0	＋1～
頸部の硬度	硬	中	軟	
子宮口の位置	後方	中央	前方	

児頭下降度

● 先進部が坐骨棘のレベルに達すると「ステーション0」と表す。児頭の骨盤入口部の嵌入を示す。
● 児頭の先端が坐骨棘間線よりも上方1cmにあれば「−1」、下方1cmにあれば「＋1」と示す。順次、「＋5」「＋4」「＋3」「＋2」「＋1」「0」「−1」「−2」「−3」「−4」「−5」と表す。

■ 児頭下降度

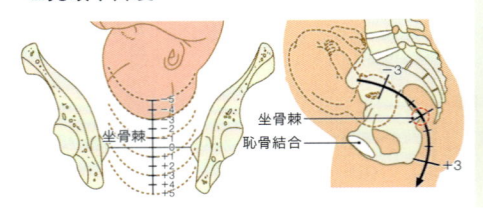

坐骨棘
坐骨棘
恥骨結合

Check

内診は医師や助産師が行うが、胎児心拍聴取部位の変化、産婦の痛みの部位の変化なども下降度を考えるヒントになる

フリードマン曲線

● 分娩開始後の時間経過と頸管の開大度を表す。

■ フリードマン曲線

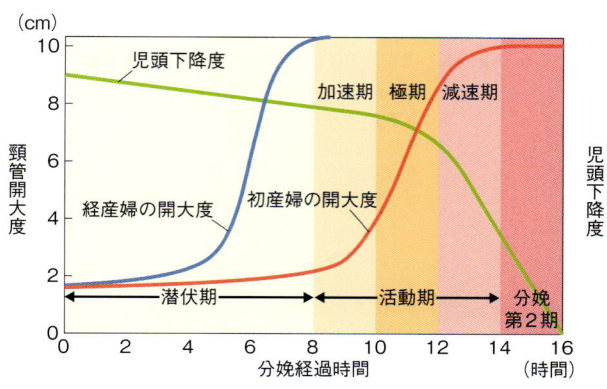

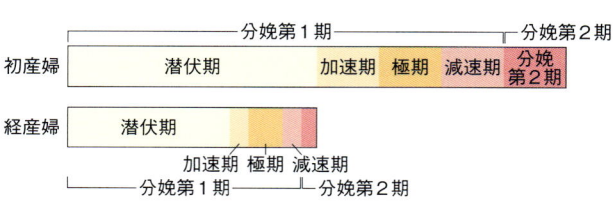

森恵美, 髙橋真理, 工藤美子, 他：系統看護学講座 専門分野Ⅱ 母性看護学② 母性看護学各論 第13版. 医学書院, 東京, 2016：192. より引用

異常出血

■分娩時に異常出血を起こす主な疾患

疾患	頸管裂傷	会陰裂傷	
原因	●子宮口全開大前の急速な開大 ●子宮口全開大後の頸管の過伸展 ●子宮頸管の伸展性の異常 ●巨大児		
出血の時期・状態・性状	●胎児の娩出直後 ●鮮紅色の外出血 ●拍動性・動脈性の出血 [好発部位] ●子宮頸管を時計の針に見立てて9・3時	●胎児の娩出直後 ●鮮紅色の外出血 ●持続的に出血	
子宮・胎盤	●胎盤娩出 ●子宮収縮良好		
全身状態	●良好(出血量に応じて重篤)	●良好	
内診・視診	●損傷部位を認める		
治療・処置	●抗ショック療法 ●頸管裂傷縫合術 ●開腹手術	●損傷部位：縫合止血 ●直腸腟瘻や直腸会陰瘻を合併した場合→抗菌薬投与	

癒着胎盤	胎盤遺残	弛緩出血
●前置胎盤 ●帝王切開の既往 ●子宮内容物除去術（D&C）の既往 ●高齢 ●多産婦 ●多胎 ●喫煙妊婦	●剥離胎盤の遺残 ●娩出力の不足 ●胎盤剥離の異常 ●付着胎盤 ●癒着胎盤	[局所性因子] ●子宮の過伸展 ●子宮筋の疲労 ●子宮の病変 ●子宮腔内の遺残物 [全身性因子] ●遷延分娩による疲労 ●経産婦（多産婦） ●急速遂娩 ●多胎
●児娩出直後からの暗赤色の外出血	●胎盤娩出後、暗赤色の外出血	●胎盤娩出後、暗赤色の外出血
●胎盤は娩出せず。子宮は大きくやわらかい	●胎盤の一部残在。子宮は大きくやわらかい	●胎盤は娩出しているが、子宮は収縮不良で大きくやわらかい
出血量に比例		
●子宮腔内からの出血		●子宮腔内からの出血 ●子宮腔内に血塊
●単純子宮全摘術 ●総腸骨動脈バルーンカテーテル	●胎盤遺残物の除去 ●薬物療法 ●抗ショック療法 ●抗DIC療法 ↓ ●単純子宮全摘術	●輪状マッサージ ●薬物療法 ●子宮・腟強圧タンポン ●子宮内バルーンタンポナーデ

■ 会陰裂傷の分類

第1度	会陰皮膚および膣粘膜にのみ限局する裂傷
第2度	会陰皮膚のみならず筋層の裂傷を伴うが、肛門括約筋は損傷されないもの
第3度	肛門括約筋や直腸中核の一部が断裂したもの
第4度	裂傷が肛門粘膜ならびに直腸粘膜にまで及んだもの

恥骨
膀胱
子宮
深部腟壁裂傷
腟円蓋部裂傷
直腸

■ SI（ショックインデックス）→出血量のめやす

$$SI = \frac{妊婦の心拍数}{妊婦の収縮期血圧}$$

推測できる出血量
SI＝1　→約1.5L
SI＝1.5→約2.5L

【分娩遷延への対応】

● 分娩遷延が考えられる場合は、母体および胎児の状態を観察しながら、分娩が進まない原因をアセスメントする（分娩の3要素から考える）。

● 主な原因：微弱陣痛、母体疲労、回旋異常

● ケア：食事（脱水予防、エネルギー補充、医師の指示により点滴開始）、睡眠・排泄促進、精神的ケア

● 医療的介入：人工破膜、子宮収縮薬投与、急速遂娩など

 Check 状況によっては帝王切開などの準備も同時に必要となる（ダブルセットアップ）。その場合は飲食禁止とする

吸引分娩、鉗子分娩

- 急速遂娩術である吸引分娩と鉗子分娩は、胎児の頭部に吸引カップを装着し、吸引カップの柄を引っ張り娩出させる。
- 適応：胎児機能不全、児頭回旋異常、軟産道強靭、続発性微弱陣痛などによる分娩第2期の遷延や停止、母体合併症や母体疲労などのため分娩第2期短縮が必要と判断される場合

■吸引分娩と鉗子分娩の比較

		吸引分娩	鉗子分娩
手技習得		易	難
牽引力		中程度	強い
骨盤位		不可	後続児頭に装着する場合がある（パイパー鉗子）
顔位		禁忌	● 頤前方顔位は可 ● 頤後方顔位は禁忌
合併症	児	● 頭血腫 ● 帽状腱膜下血腫 ● 頭蓋内出血	● 顔面損傷、鉗子圧痕 ● 硬膜下血腫 ● 頭蓋内出血
	母体	● 軟産道損傷（低頻度）	● 軟産道損傷（高頻度） ● 腟・会陰裂傷

医療情報科学研究所編：病気がみえる vol.10 産科 第3版. メディックメディア，東京，2013：355. より引用

帝王切開

- 開腹により、子宮壁を切開して胎児を娩出させる方法である。
- 施行時期により、以下に分けられる。

> ❶ 予定帝王切開：日時を事前に決めて行う
> ❷ 緊急帝王切開：急速遂娩術として行う

■ 予定帝王切開の適応

母体適応	児頭骨盤不均衡、前置胎盤、重症妊娠高血圧症候群、骨盤内腫瘍、子宮筋腫合併、性器ヘルペス発症など
胎児適応	胎児機能不全、IUGR、巨大児、切迫早産、preterm PROM、多胎など

■ 緊急帝王切開の適応

母体適応	前置胎盤からの出血（初回の警告出血後、300〜500mL出血する場合）、常位胎盤早期剥離、子癇発作出現、羊水塞栓、HELLP症候群、児頭骨盤不均衡、重症妊娠高血圧症候群、分娩遷延、分娩停止、子宮破裂など
胎児適応	non-reassuring patternの出現、遷延一過性徐脈、高度変動一過性徐脈、細変動を伴わない遅発一過性徐脈、臍帯脱出、回旋異常など

Check 分娩時の緊急帝王切開の多くが胎児機能不全によるものである

■術後の母体の観察ポイント

> 体温・血圧・呼吸・尿量などに注意して観察しましょう

- ●バイタルサイン、呼吸状態、呼吸音、動脈血酸素飽和度、意識状態
- ●創部の疼痛・状態、出血の有無、ドレーン挿入時は排液の状態
- ●子宮復古状態、子宮底、子宮の硬さ、後陣痛の有無、悪露の量
- ●腸蠕動・腹部膨満の有無
- ●麻酔からの覚醒状態
- ●尿（量・色、血液混入の有無）
- ●硬膜外麻酔の副作用の有無（かゆみ、悪心・嘔吐、めまい、眠気など）

■術後の管理のポイント

深部静脈血栓症 （DVT）の予防	●左下肢に生じやすい。肺塞栓を起こしやすいため、ホーマンズ徴候を確認する（下図） **根拠** 左下肢に生じやすいのは、左総腸骨静脈が前面を走行する右総腸骨動脈により圧迫され、血流が滞りやすいため ●予防方法：ベッド上での運動、弾性ストッキングの着用、間欠的空気圧迫法など
術後感染の予防	●術後3日間は抗菌薬を投与する

■ホーマンズ徴候

膝を伸展させる、または下肢を伸展させた状態で足関節を背屈すると、腓腹部に痛みが生じる

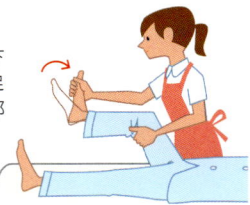

前期破水

- ●陣痛開始前に卵膜が破綻し、羊水が子宮外に流出することを前期破水（PROM）という。
- ●絨毛膜羊膜炎などが原因となる。

■破水の種類

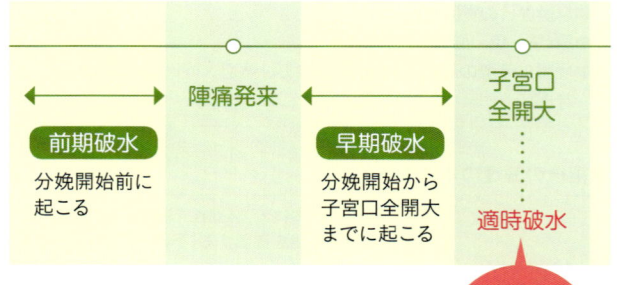

陣痛発来

子宮口
全開大

前期破水

分娩開始前に
起こる

早期破水

分娩開始から
子宮口全開大
までに起こる

適時破水

理想的な
破水のこと

Check 妊娠37週以降の前期破水では、入院して分娩になるのを待つことが多い。感染予防が重要となるため、母体の発熱の有無、胎児心拍数モニタリングなどを行う

胎児機能不全（NRFS）

● 妊娠中・分娩中に胎児の状態が、NRFS（胎児の状態が安心できず、問題があるかあるいは近い将来問題が生じうる）と判断される状態である。
● 胎児機能不全では胎児は低酸素状態になっており、重症化すると脳性麻痺や胎児死亡につながる。

■胎児機能不全の主な原因

母体要因	● 低酸素症、低血圧、子癇 ● 過強陣痛、子宮破裂、子宮奇形 ● 胎盤機能不全、前置胎盤、常位胎盤早期剥離 ● 臍帯脱出、臍帯巻絡、臍帯真結節、臍帯断裂 ● 妊娠高血圧症候群
胎児要因	● 奇形、血液型不適合妊娠、双胎間輸血症候群

● 胎児心拍数モニタリング（**p.44**）、妊娠週数、羊水検査（**p.42**）、BPS（**p.47**）などから胎児機能不全を評価する。

■主な治療

母体要因	左側臥位とする
酸素投与	母体への酸素投与
陣痛促進薬の中止、子宮収縮薬の与薬	子宮収縮を抑制し、胎児への血流を増加させる
補液	乳酸リンゲル液の急速輸液
人工羊水注入	羊水漏出によって臍帯が圧迫されている場合に実施
急速遂娩（低酸素状態への進展が強く疑われる場合）	胎児機能不全の程度と胎児の成熟度などから決定される

母性看護学実習でよく出合う薬

分類	一般名	主な商品名	主な適応
胃腸機能調整薬	メトクロプラミド	プリンペラン（後発品：エリーテン）	悪心・嘔吐
抗生物質・抗真菌薬	クロラムフェニコール	クロマイ	腟炎
	クロトリマゾール	エンペシド	
	オキシコナゾール硝酸塩	オキナゾール	
下剤	酸化マグネシウム	酸化マグネシウム	便秘
神経作動性血管拡張薬	イソクスプリン塩酸塩	ズファジラン	切迫流産
子宮収縮抑制薬	リトドリン塩酸塩	ウテメリン	切迫早産
	硫酸マグネシウム水和物	マグセント	HDP（子癇抑制）、切迫早産
子宮収縮薬	オキシトシン	アトニン-O	子宮収縮の誘発・促進
	ジノプロスト	プロスタルモン・F	陣痛誘発・促進
	ジノプロストン	プロスタグランジンE_2	
	メチルエルゴメトリンマレイン酸塩	パルタンM	子宮収縮の促進
鉄剤	含糖酸化鉄	フェジン	鉄欠乏性貧血
	クエン酸第一鉄ナトリウム	フェロミア	
抗菌薬	ペニシリン系	ビクシリン	GBS（分娩中投与）
痔疾患薬	ジフルコルトロン吉草酸エステル・リドカイン	ネリプロクト	痔核
	大腸菌死菌浮遊液、ヒドロコルチゾン	ポステリザン	

第 5 章

産褥期の観察・アセスメント・ケアの ポイント

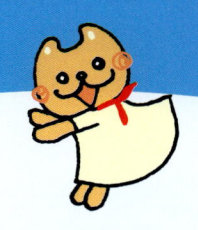

産褥期とは、分娩が終了し、
母体が非妊時の状態に回復するまでの期間をいいます
（分娩後から 6 ～ 8 週間ぐらいまで）。

産褥の経過

■ 産褥の正常な経過[1]

経過	分娩当日	産褥1週		
		1〜2日	3日	
子宮底の高さ	分娩直後 臍下 2〜3横指 ↓ 12時間後 臍高	臍下 1〜2横指	臍下 2〜3横指 (分娩直後の高さに)	
子宮底長	分娩12時間後：15cm	13〜15cm	12cm	
子宮の形状				
悪露の変化	赤色〜暗赤色 ●多量		赤褐色〜褐色 ●出血の量が減少	
乳汁生成期	乳汁生成1期(〜2日)		乳汁生成2期 (3〜8日)	
乳汁の分泌		<初乳> ●水様性半透明〜黄色 ●量：50〜250mL		
母親役割過程	受容期(1〜2日)※		保持期	

※褥婦の身体回復によっては1日であることも多い。

●産褥の変化には、退行性変化（子宮の退縮など）と進行性変化
　（乳汁分泌など）がある。

	産褥1週		産褥2週	産褥4週	産褥6週
	4～5日	6～7日			
	臍と恥骨結合上縁の中央～恥骨結合上縁3横指	恥骨結合上縁2横指～わずかに触れる	腹壁から触れず		
	9～10cm	7～8cm			
		●手拳大	●胎盤・卵膜剥離面に新しい上皮ができる		●鶏卵大 ●非妊時の子宮の大きさに戻る
			黄色～クリーム色 ●量減少	灰白色～透明 ●量大幅に減少	消失
			乳汁生成3期（9日～）		
	<移行乳> ●クリーム色 ●量：250～300mL	<成乳> ●白青色・不透明 ●量：300～900mL			

褥婦へのかかわり方のポイント

- 分娩が終了し、身体的な疲労と安堵感に包まれている状態です。新生児に異常がない場合、褥婦とともに児の誕生を喜びながらも、疲労を考慮し、短時間で褥婦の状況に応じた適切なかかわり方が求められます。

- 産褥の**2大変化（退行性変化と進行性変化）**をしっかりととらえながら、受け持った時点で退院を見据えて育児や支援者（家族など）についての具体的な情報収集を行い、退院指導に活かしていくことが必要です。

- 訪室のタイミングを計り（検温・授乳のタイミング）、場面をとらえ、今後の育児についてなどの情報を収集していきましょう。

- 慣れない育児と睡眠不足で、褥婦も精神的に安定しない（マタニティブルーズ）こともあります。今できていることや変化を、言葉や態度で伝え、**肯定的なかかわりをもつ**とよいでしょう。

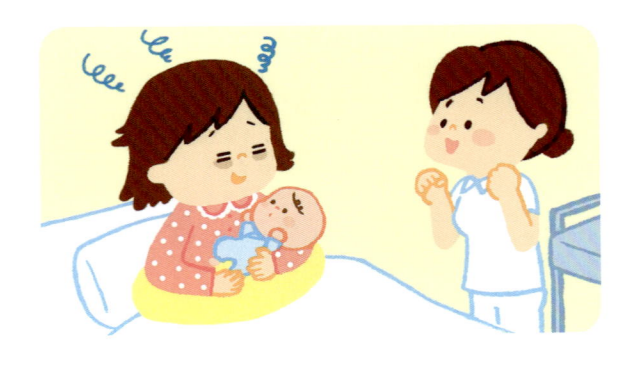

子宮底の測定、悪露の観察

●子宮復古状態を確認するために行う。

【手順】

❶必要物品を準備する。

❷褥婦に仰臥位になってもらう。

❸褥婦の腰から殿部に敷布を敷き、褥婦のショーツを外す。

❹恥骨上縁側から臍部の方向に向かって子宮外側に沿うように、両手で触診する。

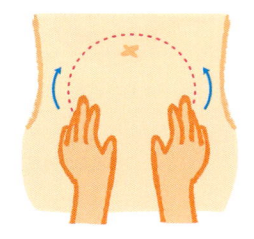

❺子宮底の位置を確認する。

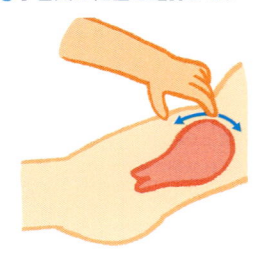

臍下2横指

臍

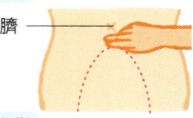

恥骨上2横指

臍

恥骨結合

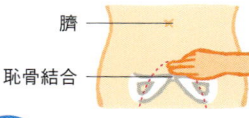

Check 臍と恥骨結合の中間点を臍恥中央という

❻子宮底の輪状マッサージを行い、子宮内に残った悪露の流出を助ける。

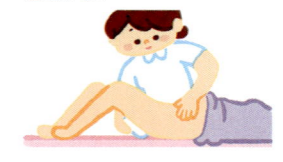

❼ナプキンを新しいものと交換する。会陰部を観察する。

❽当てていたナプキンの重さを計測する。

【子宮底のアセスメント】

●産褥日数と比較して子宮底が高い場合には、即座に異常と判断するのではなく、排泄の状態など子宮底の高さに影響を与える因子はないか確認する。

根拠
尿量100mLで子宮底は1cm上昇するといわれているため

■ 子宮底の測定

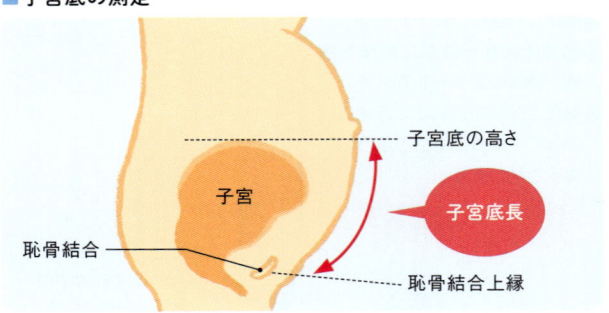

子宮底の高さ

子宮

子宮底長

恥骨結合

恥骨結合上縁

■ 産褥日数と子宮底の高さ

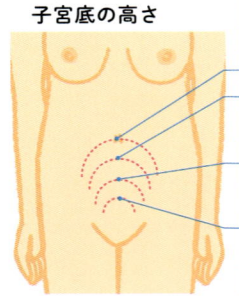

産褥日数	恥骨結合部上縁からの長さ	子宮底の高さ
分娩直後	約12cm	臍下2〜3横指
分娩後12時間	約15cm	臍高
産褥1〜2日	約12cm	臍下1〜2横指
3日	約12cm	臍下2〜3横指
4日	約10cm	臍と恥骨結合上縁との中央
5日	約9cm	恥骨結合上縁3横指
7日	約7cm	わずかに触れる
10日以後	腹壁上から触知できない	
6週目	ほぼ妊娠前に戻る	

※分娩12時間後から下降する。

根拠
分娩後12時間で上昇するのは、骨盤底筋群の回復と膀胱充満のため

【悪露のアセスメント】

● 悪露の量を正確に把握したいときは計測を行う（1 g ≒ 1 mol）。

● 凝血塊（コアグラ）の排出などは、褥婦に塊の排出の有無と大きさを確認することも大切である。

Check　褥婦がパッドを廃棄している場合は、「今使っているパッドの大きさ（大・中・小）」「何時間ごとの交換か」「パッドにどの程度付着しているのか」などの質問を行うとよい（悪露湿潤の範囲・重量から判断する）

■ 悪露の変化

	赤色悪露	褐色悪露	黄色悪露	白色悪露
時期	産褥1〜2日	産褥3日〜1週目	産褥1〜3週目	産褥3〜5週目
色	赤色〜暗褐色	赤褐色〜褐色	黄色〜クリーム色	灰白色〜透明
量	4日目あたりにほぼ排出される　全量500〜1,000mL　消失			
性状	● 新鮮血性 ● 流動性があり、凝血塊（コアグラ）なし ● アルカリ性	● 血液成分が減少する ● 白血球が増加する ● 血色素が変色して褐色化する	● 漿液あるいはクリーム状 ● 血球成分は白血球が主体 ● 酸性	● 透明な子宮腺分泌成分が主体 ● 血液成分はほとんどなくなる
におい	● 甘酸っぱい	● 軽い臭気がある		

授乳指導

- ●子宮復古の促進、母児の愛着形成の促進、リラックス効果などのために行う。

■乳房のタイプ

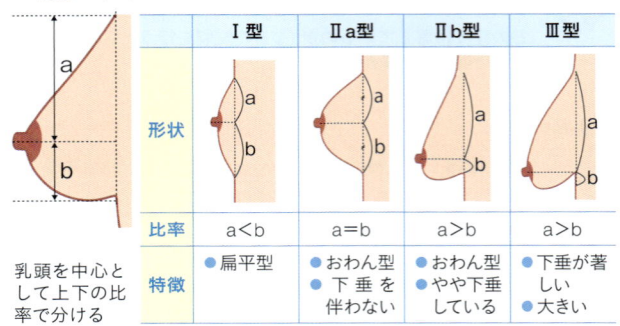

	Ⅰ型	Ⅱa型	Ⅱb型	Ⅲ型
形状				
比率	a<b	a=b	a>b	a>b
特徴	●扁平型	●おわん型 ●下垂を伴わない	●おわん型 ●やや下垂している	●下垂が著しい ●大きい

乳頭を中心として上下の比率で分ける

■乳房のタイプと抱き方

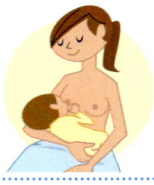

横抱き

乳房Ⅱa・Ⅱb型向け

交差抱き

乳房Ⅱa・Ⅱb型向け

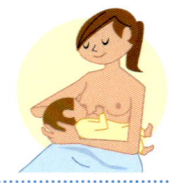

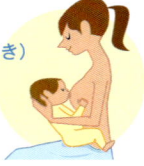

脇抱き（フットボール抱き）

乳房Ⅲ型向け

立て抱き

乳房Ⅰ・Ⅱa型向け

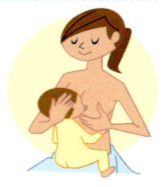

■乳頭のタイプ

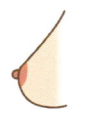 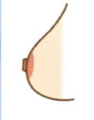 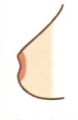 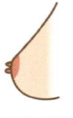 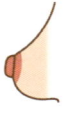 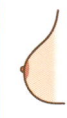

正常乳頭　　扁平乳頭　　陥没乳頭　　裂状乳頭　　巨大乳頭　　短小乳頭

■乳頭の高さ

通常	0.7〜1cm
低い	0.6cm以下
扁平	0.4cm以下

■乳輪の形態

通常	3〜5cm
広い	5〜7cm
狭い	3cm未満

■乳汁生成段階

	乳汁生成1期	乳汁生成2期	乳汁生成3期
時期	妊娠中期〜産後2日	産後3〜8日	分娩後約9日〜
	乳腺が乳汁を分泌できるようになる時期	乳汁産生が増加・確立する時期	分娩後約9日を過ぎ、乳汁産生が維持される時期
特徴	この時期に分泌される乳汁は初乳であり、免疫グロブリン(IgA)、ラクトフェリンなどの感染防御因子を多く含む	乳汁産生は分娩後36〜96時間ほどで著明に増加し、その後一定になる	乳汁産生量は、1回の授乳で乳腺腔内から除去される乳汁の量により決まる。乳汁産生の維持には、児が有効に哺乳することが必要である(搾乳でも維持される)

■ 授乳指導（吸着：ラッチオン）のポイント

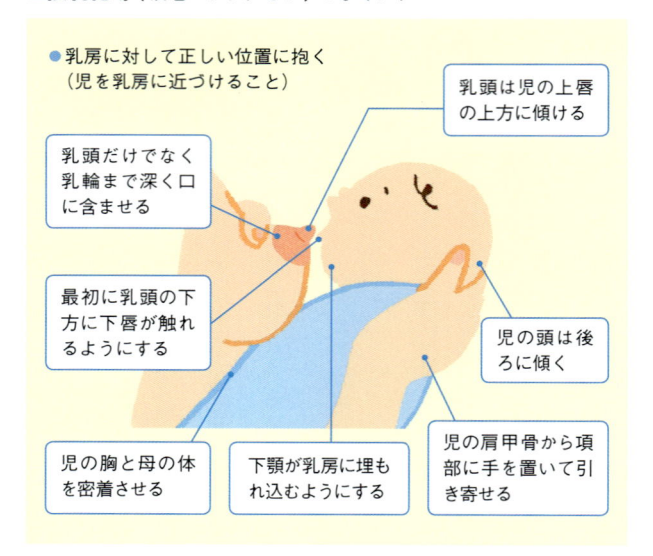

● 乳房に対して正しい位置に抱く
（児を乳房に近づけること）

乳頭は児の上唇の上方に傾ける

乳頭だけでなく乳輪まで深く口に含ませる

最初に乳頭の下方に下唇が触れるようにする

児の頭は後ろに傾く

児の胸と母の体を密着させる

下顎が乳房に埋もれ込むようにする

児の肩甲骨から項部に手を置いて引き寄せる

■ 乳頭の含ませ方

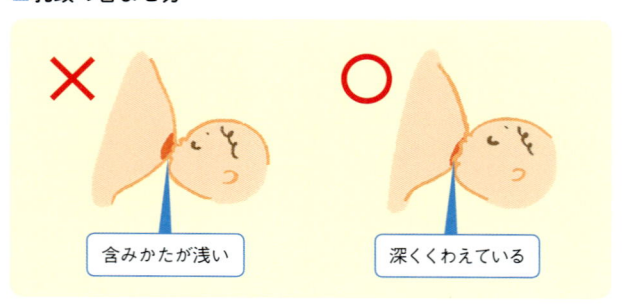

含みかたが浅い

深くくわえている

Check しっかりとラッチオン（吸着）ができているときには、児の顎がよく動いているなどのポイントを観察していこう。深く吸われる感覚を褥婦が指導により体感的に理解していくことも、トラブル回避の大切な要因となる

【乳房トラブルと対処法】

- ●擦過傷、水疱、びらん、乳口炎、亀裂、咬傷などが生じる。
- ●乳頭トラブルの多くは、吸啜が浅いことが原因である。吸啜が浅いときは、新生児が舌打ちするような、舌を鳴らすような音（クリッキング）が聞こえる。
- ●トラブル予防のためには、深く正しい吸啜を実施することが必須条件となる。これに加えて、正しく除圧し、外すことが大切である。
- ●乳房の変化として、産褥2〜3日目には乳房緊満感を感じることが多い。褥婦の乳房の変化を把握するためにも、緊満感の程度など自分で確認を行い、変化をとらえるようにしよう。
- ●陥没乳頭・扁平乳頭・短小乳頭などのときは、乳頭保護器（ニップルシード）の活用も有効である。

産褥体操

● 分娩後8〜12時間から褥婦の回復状態に合わせて行う。

■ 産褥体操の例

呼吸

両手を腹部にのせ、腹式呼吸を行う。

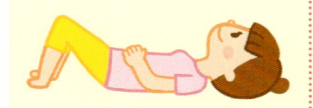

足先・足首の運動

かかとを床につけたまま、つま先を前後に動かす（5〜10 回程度）。

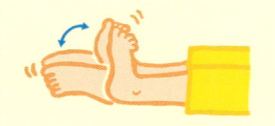

頭を起す

両下肢を伸ばした仰臥位で頭を上下に動かす（5〜10 回程度）。

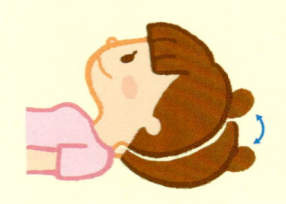

腕を動かす

両肘を胸の前で左右に開閉する（5〜10 回程度）。

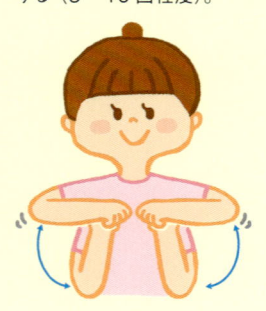

子宮復古不全

【定義・分類】

●産褥の子宮復古が遅れた状態である。

■子宮復古の分類

器質性子宮復古不全	明らかな原因がある場合	●胎盤片・卵膜片の子宮内残存 ●子宮筋腫 ●子宮内感染 ●膀胱・直腸の感染
機能性子宮復古不全	明らかな原因がない場合	●多胎妊娠 ●羊水過多 ●巨大児 ●微弱陣痛 ●授乳中止

【症状】

●多量の悪露、血性悪露の長期持続、子宮内膜炎や子宮筋層炎などの子宮内感染症の併発などが生じる。

【治療・ケア】

●子宮収縮薬などの投与による薬物療法で、原因を除去する。
●早期離床、母乳授乳の促進、冷罨法、子宮底マッサージ、排便・排尿の促進などを行う。

Check 分娩後に尿意を感じないのは、分娩時の児頭圧迫によって末梢神経が圧迫されていたためである。これを防ぐためには、褥婦に時間排尿（3〜4時間ごと）を促す

産褥熱

- 分娩後24時間以降、産褥10日以内に2日間にわたり38℃以上の発熱をきたすものを産褥熱という。
- 子宮内の感染によるものが多い。
- 子宮内容の除去と抗菌薬などの投与を行う。

精神障害

■ 主な産後の精神障害

	発症時期	対処法など
マタニティ ブルーズ	分娩直後から産後7〜10日以内（ピークは産褥3〜5日）	● 一過性の情動障害のため、発症から数日以内に自然消失する ● 心身の疲労を回復できるようなかかわりを行う
産後うつ病	産褥1か月以内	● エジンバラ産後うつ病調査票*で9点以上の場合、産後うつ病の疑いがある ● 褥婦に対する理解と共感が大切である ● 家族との協力・支援を行う ● 薬物療法

Check 励ましや突き放しは行ってはならない

* 【エジンバラ産後うつ病調査票】過去1週間の精神状態を調査する質問紙法であり、おもしろいこと・不安・悲しみなどの感情を調べるものである。

新生児の観察・アセスメント・ケアのポイント

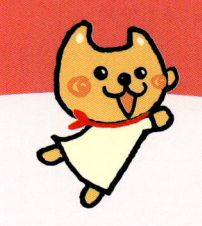

新生児は、
生後 28 日未満の児のことをいいます。
産褥期では褥婦とともに新生児のアセスメントも
一緒に行います。

新生児の分類

■ 出生体重による分類

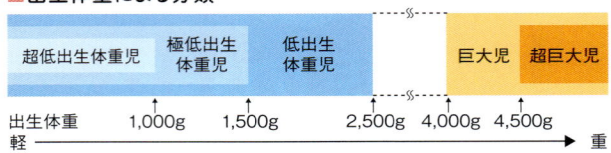

| 超低出生体重児 | 極低出生体重児 | 低出生体重児 | | 巨大児 | 超巨大児 |

出生体重
軽 ←————————————————————————→ 重
1,000g　1,500g　　　2,500g 4,000g 4,500g

■ 在胎週数による分類

| 超早産児 | 28週以上の早産児 | 正期産児 | 過期産児 |

早産児

22週　　　28週　　　　　　　37週　　　　　42週

■ 出生時体重基準曲線による分類

SFD児	SFD児またはSGA児	出生体重と身長が在胎週数に比して小さい児（10パーセンタイル未満）	1
不当軽量児	LFD児または light for gestational age 児	出生体重が在胎週数に比して小さい児（10パーセンタイル未満）	1+2
相当体重児	AFD児またはAGA児	出生体重が在胎週数に適している児（10〜90パーセンタイル）	3
不当重量児	HFD児または heavy for gestational age 児	出生体重が在胎週数に比して大きい児（90パーセンタイル以上）	4

■ パーセンタイル値の意味

10パーセンタイル　　90パーセンタイル

身長

2　　3　　4

1 ←10パーセンタイル

→体重

■ **在胎期間別出生体重標準曲線**

● 出生時体重を、在胎期間別出生体重標準曲線に照らし合わせて
評価する。2本の線をはさむ部分が相当体重児である。

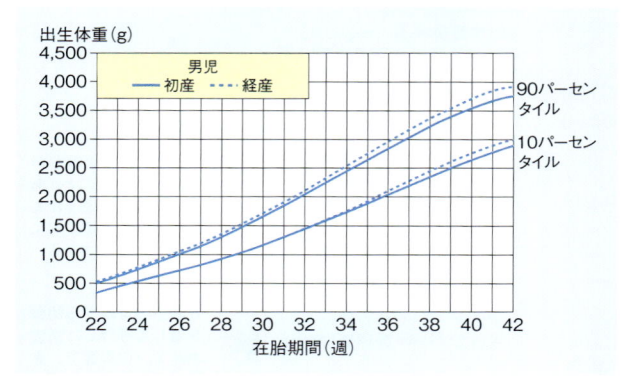

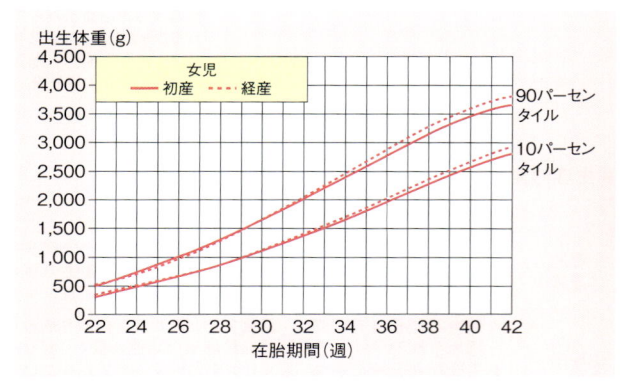

日本小児科学会新生児委員会：新しい在胎期間別出生時体格標準値の導入について.
日本小児科学会雑誌114（8）：1271 - 1293. より引用

新生児のアセスメント項目

■ 生理的特徴

体温	● 出生直後 ➡ 37.5〜38.0℃ ● 3〜4時間後 ➡ 36.5〜37.5℃	
呼吸数	● 40〜50回/分	
心拍数	● 120〜140回/分（心雑音の有無）	
尿	● 生後1〜2日 ➡ 50〜60mL ● 生後3日 ➡ 100mL ● 生後10日まで ➡ 300mL	**Check** オレンジ色の染みがおむつに付着することがあり、「異常？」と思うかもしれないが、尿酸塩によるもので正常である
便	● 生後1〜2日 ➡ 胎便（暗緑色） ● 生後3〜4日 ➡ 移行便 ● 生後3〜5日 ➡ 普通便（黄色）	**Check** 妊娠中の母親から胎盤を通して移行した女性ホルモンの影響で、女児の新生児に出生後、性器からの出血がみられることがある（新生児月経・新生児帯下）。出血は多くはなく様子をみてよい
皮膚	● 出生直後は湿潤しておりみずみずしい ● 生後2〜3日 ➡ 乾燥気味になる	

■ 生理的変化

	状態	原因
生理的 体重減少※	● 生後3〜5日ごろ、出生体重の5〜10％、体重が減少	細胞外液の減少、水分の喪失（尿、不感蒸泄）、胎便の排泄、栄養・水分の摂取不良
生理的 黄疸	● 生後2〜3日 ➡ 肉眼的に認められる ● 生後4〜5日 ➡ ピーク ● 生後7〜10日 ➡ 消失	肝臓でのビリルビンの取り込みや転移酵素の活性が低く、ビリルビンを処理する能力が少ないため、血中ビリルビン濃度が上昇する

※生理的体重減少率の求め方：（出生時体重－現在体重）／出生時体重×100

アプガースコア

- アプガースコア（Apgar score）は、出生直後の新生児の状態を評価する方法で、呼吸・循環・中枢系の評価項目から新生児仮死を評価する。
- 生後1分と5分で評価する。
- 点数が高いほうが正常である。

■ アプガースコア

観察項目	スコア		
	0点	1点	2点
A：appearance 皮膚色	全身蒼白またはチアノーゼ	体幹ピンク色、四肢チアノーゼ	全身ピンク色
P：pulse 心拍数	なし	100回/分未満	100回/分以上
G：grimace 刺激に対する反応／反射	反応しない	顔をしかめる	泣く
A：activity 筋緊張	だらりとしている	いくらか四肢を曲げている	四肢を活発に動かす
R：respiration 呼吸	なし	弱々しい泣き声	強く泣く

合計点数	3点以下	4〜7点※	8点以上
重症度	重症仮死	軽度仮死	正常

※4〜6点を軽度仮死と定義する場合もある。

シルバーマンスコア

- 呼吸障害のある新生児の重症度を評価する方法である。
- 点数が低いほうが正常である。

■ シルバーマンスコア

観察項目	スコア		
	0点	1点	2点
胸壁と腹壁の動き	同時に上昇	吸気時に胸部の上昇が遅れる	シーソー運動※
肋間の陥没	なし	軽度	著明
剣状突起下の陥没	なし	軽度	著明
鼻翼呼吸	なし	軽度	著明
呻吟 しんぎん	なし	聴診器で聴取可能	聴診器なしで聴取可能

合計点数	0〜1点	2〜4点	5点以上
判定	正常	呼吸窮迫	重篤

※呼吸時に腹壁が上昇し胸壁は下がる。

Check 呻吟とは、肺胞の虚脱を防ぐため、声門を狭めて呼気に抵抗を加えるために生じる、うなり声のこと。肺胞が虚脱しやすい病態の児が自力で持続陽圧をかけている状態である

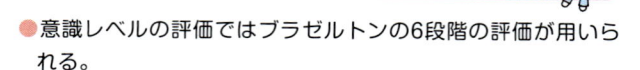

意識レベルの評価

- 意識レベルの評価ではブラゼルトンの6段階の評価が用いられる。

■意識レベル（state）の特徴

state1 深い睡眠	state2 浅い睡眠	state3 もうろう状態
● 自発的な運動なし ● 規則的な呼吸	● 体動あり ● 不規則な呼吸	● 傾眠傾向で開眼と閉眼を移行する
state4 静覚醒	state5 活動覚醒	state6 啼泣
● 大きく開眼 ● 体動は少ない ● 周囲の刺激に反応	● 活動レベルはさまざま	● 啼泣している状態

新生児マススクリーニング検査

- すべての新生児を対象に実施される。
- 先天性代謝異常症などを早期に発見し、診断・治療によって重症化を防ぐことを目的とする。
- 哺乳が十分となる日齢5日前後（出生日が日齢0日）の新生児の血液を足底採血し、特定の濾紙（**p.96**参照）に染み込ませて検査する。

 根拠　通常、新生児では母乳（あるいは人工乳）中のタンパク質が消化、吸収されてアミノ酸となり、体内で別の物質に代謝される。しかしアミノ酸代謝異常症の場合、その過程が障害されるため、代謝されないアミノ酸がしだいに体内に蓄積し、哺乳が十分になるころには濾紙血中濃度が高値となるため

- 未熟児などでは、哺乳量が十分となった後に2回目の採血が必要である。

■ 足底の採血穿刺部位

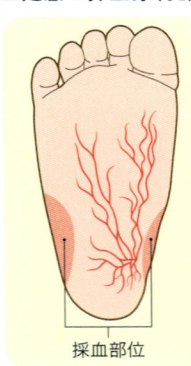

採血部位

- 穿刺可能部位は2〜3mm穿刺する。
- 踵後部や中央部は2mm以上穿刺しない。

 根拠　骨の損傷・深部血管・神経損傷、採血部位の瘢痕化による後遺症をまねくことがあるため

 Check　穿刺部位の感染に注意しよう

■新生児マススクリーニング検査の主な対象疾患

アミノ酸 代謝異常	● フェニルケトン尿症 ● ホモシスチン尿症 ● メープルシロップ尿症 ● シトルリン血症1型 ● アルギニノコハク酸尿症 ● シトリン欠損症	赤字が見逃しの 少ない疾患である
有機酸 代謝異常	● メチルマロン酸血症 ● プロピオン酸血症 ● イソ吉草酸血症 ● メチルクロトニルグリシン尿症 ● ヒドロキシメチルグルタル酸血症 ● 複合カルボキシラーゼ欠損症 ● グルタル酸血症1型 ● βケトチオラーゼ欠損症	
脂肪酸 代謝異常	● 中鎖アシルCoA脱水素酵素(MCAD)欠損症 ● 極長鎖アシルCoA脱水素酵素(LVCAD)欠損症 ● 三頭酵素(TFP)欠損症 ● カルニチンパルミトイルトランスフェラーゼ-Ⅰ 　(CPT-1)欠損症 ● カルニチンパルミトイルトランスフェラーゼ-Ⅱ 　(CPT-2)欠損症 ● カルニチンアシルカルニチントランスロカーゼ 　(CACT)欠損症 ● 全身性カルニチン欠乏症 ● グルタル酸血症2型	
内分泌疾患	● 先天性甲状腺機能低下症 ● 先天性副腎過形成症	
糖質 代謝異常	● ガラクトース血症	

新生児スクリーニング採血濾紙				検体番号
初回採血　　　　再採血（　　　　回目）				
医療機関コード				
医療機関名				
フリガナ				
母　氏　名				
フリガナ		男・女不明	在胎週数＿＿＿＿週	
児　氏　名			出生体重＿＿＿＿g	
出　生　日	年　月　日		採血時体重＿＿＿＿g	
哺乳開始日	年　月　日		抗生剤使用　有・無	
採　血　日	年　月　日			
哺　　　乳	1. 良　　2. 不良　　3. ほとんど哺乳不良			検査責任者
結　果	正　常 （　　　　　　症）の疑いのため		再採血必要 精密検査必要	

丸印を越す位に充分に、しかも裏表にしみとおるように採血してください。

ここに足底採血した血液を染み込ませる

Check 検査用紙に染み込ませるときは血液を絞り出さない。また二度づけもしない

よくみる症状：嘔吐

●新生児では嘔吐が生じやすい。生理的嘔吐との鑑別のためにも観察を行うことが大切である。

■観察項目

- ●吐物の色(ミルク、血性、胆汁様など)・頻度、量
- ●吐き方：だらだら吐く、噴水状に吐く
- ●腹部所見
- ●哺乳量
- ●排泄回数(便・尿)
- ●検査所見
- ●脱水症状
- ●低血糖症状

■吐物のアセスメント

胆汁様	ファーター乳頭より先の部分の閉塞が疑われる
血性	アプト試験*で母体由来か胎児由来かの鑑別を行う
白色泡沫状	生後から口腔分泌物が多く、泡状の嘔吐がみられるものは食道閉鎖を疑う

＊【アプト試験】新生児が吐いた血液が母体血か児血のものであるかを鑑別する方法。吐血物に1％水酸化ナトリウムを加え、変色の状態を観察する。色が緑褐色へと変色した場合、母体血と判断する。

バイタルサイン測定

- 新生児のバイタルサインは、出生直後から出生後2時間までは1時間ごと、その後は8時間ごとに、5分以上の安静ののちに測定する。
- 通常は、呼吸→心拍→体温の順に測定する。

【呼吸の観察】

- 胸腹部を露出し（露出は最小限にする）、1分間の呼吸数を測定する。
- 同時に、呼吸のリズムや深さも観察する。

> 新生児の基準値
> 40 ～ 50 回 / 分

 Check 皮膚色からチアノーゼの有無を観察する。出生後早期にみられる生理的なチアノーゼは、次第に消失する

【心拍測定】

- 聴診器を心尖部、心基部に当て、1分間測定する。
- 心雑音の有無を聴取する。

> 新生児の基準値
> 120 ～ 140 回 / 分

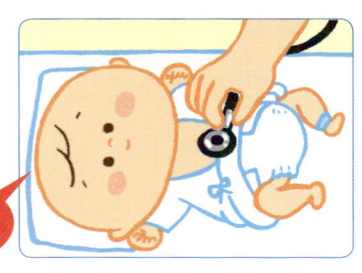

【体温測定】

- 一般的には初回に直腸温を測定し、以後は皮膚温を測定する。
- 腋窩で測定できない場合、顎下で測定することも可能である。

■ 腋窩で測定する場合

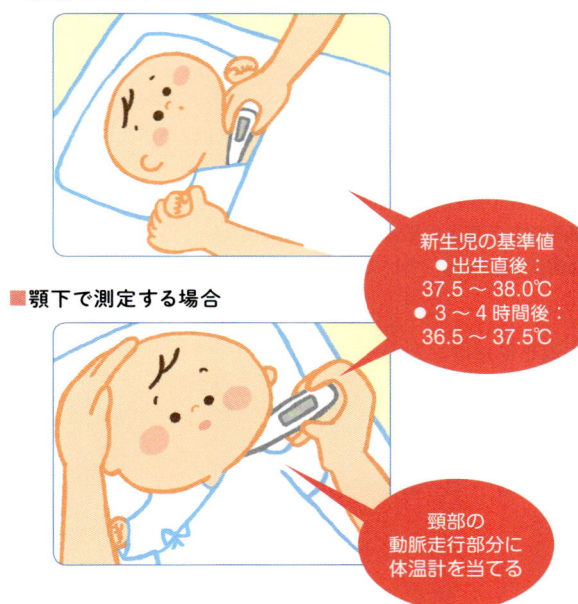

新生児の基準値
- 出生直後：
37.5〜38.0℃
- 3〜4時間後：
36.5〜37.5℃

■ 顎下で測定する場合

**頸部の
動脈走行部分に
体温計を当てる**

Check 低体温では褐色脂肪細胞が熱産生に使われ低血糖症状を引き起こす。また、交感神経の緊張による血管収縮が起こり、肺血流量が低下し、低酸素血症となって呼吸性アシドーシスとなる

沐浴

- 児の清潔保持、全身の観察のために実施する。

【準備】

- 必要物品を準備する。
- 環境整備：室温24～25℃、湿度50～60%
- 沐浴槽の準備：湯の量70～80%、温度38～41℃
- 児のバイタルサインを測定する。36.4℃以下または37.5℃以上は沐浴を中止する。
- 哺乳直後や空腹時は避ける。
- 排泄がある場合は殿部を清拭して沐浴を行う。
- 看護師の肘を湯につけて湯温を確認する。

【手順】

❶ 沐浴布をかけ、足からゆっくりお湯につける。

❷ ガーゼで目のまわり→顔全体→耳介・耳介裏の順に拭く。

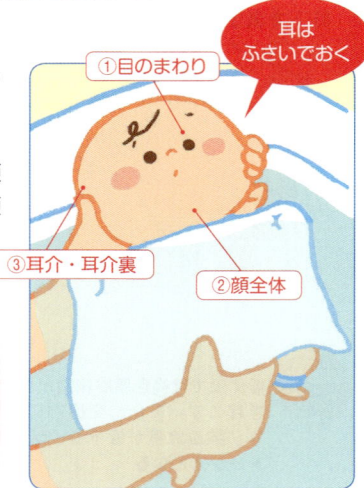

耳はふさいでおく

①目のまわり

③耳介・耳介裏

②顔全体

Check

目のまわりを拭くときは、眼脂のないほうから行い、眼脂のある目はそのあとで拭く

❸ガーゼを用いて髪の毛を濡らす。石けんを手でよく泡立てて髪を洗う。地肌を洗った後、ガーゼを使ってすすぐ。

❹手で石けんを泡立てて頸部・胸腹部を洗う。

❺上肢・下肢を洗う。

❻背中を洗う。

❼殿部・陰部を洗う。

❽児を湯からあげ、体全体をバスタオルでくるむ。体全体を拭き、臍を消毒した後、衣服を着せる。

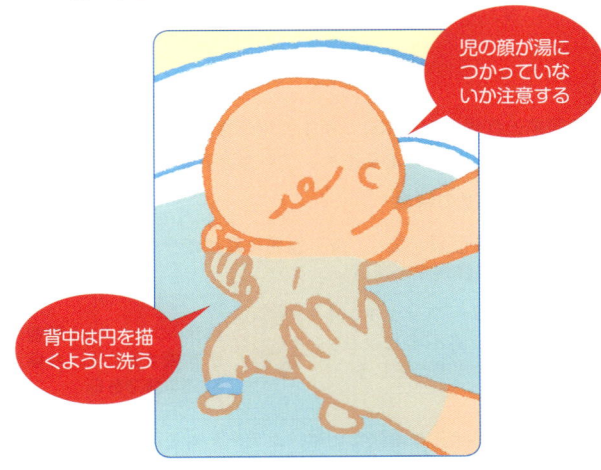

児の顔が湯につかっていないか注意する

背中は円を描くように洗う

Check 沐浴実施時は同時に全身を観察するが、臍部の観察も忘れずに行おう。

<臍部の観察ポイント>

●出血の有無　　●乾燥状態

●浸出液の有無　●肉芽の有無　など

低出生体重児

● 早産や胎児発育不全によって生じることが多く、出生時体重によって下記のように分類される。

■ 低出生体重児の定義

分類	出生体重
低出生体重児	2,500g未満
極低出生体重児	1,500g未満
超出生体重児	1,000g未満

● 呼吸窮迫症候群*（RDS）、新生児壊死性腸炎、未熟児網膜症などを合併することがあるため、注意が必要である。

■ 低出生体重児の特徴

体温	● 体表面積が広く、皮下脂肪の蓄積が少ないため、体からの熱喪失が速い
呼吸	● 肺サーファクタントの分泌不全により、呼吸障害が生じる　**Check** 肺サーファクタント機能が完成するのは、妊娠33週以降である
消化	● 経口哺乳が未熟なため、カテーテルを用いた経管栄養が必要となる ● 脂質の吸収が不良である
腎	● 腎機能が未熟なため、脱水になりやすい ● 低ナトリウム血症、高カリウム血症になりやすい ● 代謝性アシドーシスになりやすい
免疫	● IgG抗体の移行が不十分なため、免疫機能が低い

【ケア】

●呼吸状態に問題がなければ、早期に授乳を開始する。

■低出生体重児のケアのポイント

体温	●低出生体重児は特に体温調節が未熟なため、体温の変化を把握する ●36.0℃以下（直腸温）は低体温とする ●保温のため乾いたタオルで身体をすぐに拭く、室温を調節したりする
呼吸・循環	●呼吸状態を観察する ●循環不良を示す末梢のチアノーゼの有無を観察する
体液	●水分出納をチェックする ●低出生体重児は哺乳力が弱いため、吸啜力や1回の哺乳量を観察する
栄養	●低血糖に注意する（次項参照）
感染	●感染予防に努める

【低血糖の予防】

●出生直後から血糖値を測定する（出生後2〜4時間で最低となる）。

●振戦、易刺激性、かん高い泣き声、けいれん、チアノーゼ、無呼吸、低体温、低緊張、何となく元気がない、哺乳力が弱い（飲めない）などの症状に注意する。

●血糖値40〜50mg/dLから治療開始となる。

 Check 特に、母体が糖尿病合併妊娠の場合などは、症状がなくても低血糖のリスクがあるため血糖値の測定が必要である

＊【呼吸窮迫症候群】肺サーファクタント分泌量が不十分なために生じる呼吸不全で、多呼吸、呼気時の呻吟、陥没呼吸、チアノーゼが主症状である。

分娩時の頭部損傷

- 分娩時に加わった力で児の頭部に損傷が生じることがある。
- 産瘤と頭血腫は治療の必要はないが、帽状腱膜下出血はショック症状などに注意が必要である。

■分娩時の頭部損傷の種類

	産瘤	頭血腫	帽状腱膜下出血
原因	分娩時に児頭が子宮頸管に圧迫されることで生じる	狭骨盤、吸引・鉗子分娩による骨膜の頭蓋骨からの剝離によって生じる	吸引分娩などによる帽状腱膜と骨膜の剝離によって生じる
状態	児頭先進部の先端の頭皮と骨膜の間にうっ血や血漿の滲出が生じ、腫瘤状になる	骨膜直下の導出静脈の破綻によって生じ、縫合線は越えない	導出静脈の破綻によって生じ、縫合線を越える
経過	生後1〜2日で消失	生後数週間〜数か月で消失	生後1〜2か月で消失
処置	経過観察		大量出血への処置

Check 頭血腫は黄疸が強く出ることがあるので、大きさの変化（血腫の吸収状態）やミノルタ値、皮膚色などと関連させながら観察しアセスメントを行っていこう

新生児ビタミンK欠乏性出血症

- 新生児期〜乳児早期に出血（消化管出血、頭蓋内出血）がみられる疾患である。新生児メレナと呼ばれる。
- 出生直後の新生児はビタミンKの貯蔵が少ない。また、母乳に含まれるビタミンKも少ないため、ビタミンKを補充しなければ出血が生じてしまうためである。
- 発症した場合はビタミンKの静注を行う。

【予防：ビタミンKの内服】

- 新生児のビタミンK欠乏による出血を予防するため、ビタミン K_2 シロップを投与する。
- 母乳栄養児には、3か月間ビタミンK製剤25 μ g/日を経口投与する。25 μ g/日連続投与の代わりに、2mgを出生時に経口投与し、以後1mgを週に1回、3か月間連続投与してもよい。

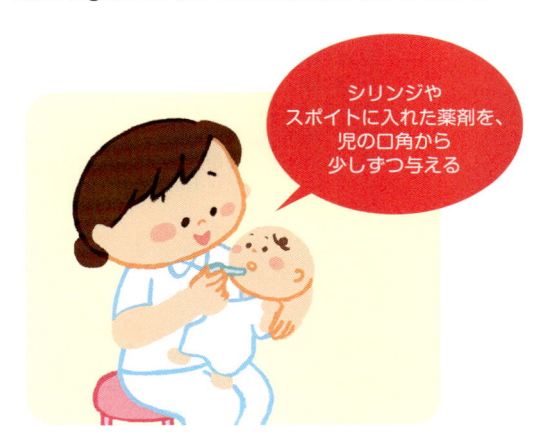

> シリンジやスポイトに入れた薬剤を、児の口角から少しずつ与える

高ビリルビン血症

- ビリルビンによって皮膚などが黄染した状態で、活気の低下、哺乳力の低下、傾眠傾向などがみられる。
- 予防には、児の便・尿からの排泄を促すことが必要である。胃結腸反射の促進のため、早期頻回授乳を行う。

Check 便が出ない場合は、腹部マッサージ・綿棒での肛門刺激などを行う

■ 新生児の黄疸の種類

生理的黄疸		生後3〜7日目	一過性に黄疸が出現する
病的黄疸	早発黄疸	生後24時間以内	溶血性疾患(血液型不適合など)が原因となる
	核黄疸	●急性期(第1期〜3期):生後1日目〜1週以降 ●慢性期(第4期):1年以降	●新生児は血液-脳関門が未熟なため、間接ビリルビンが脳に沈着して脳障害を起こす ●早産低出生体重児、新生児仮死、敗血症、新生児早産などがリスクとなる ●発症時期から症状は変化する(哺乳量の低下やモロー反射の消失などから始まり、慢性期にはけいれんや筋緊張の亢進などが生じる)

【治療】
- 核黄疸の予防のため、光線療法、交換輸血などを行う。

【光線療法】
- ビリルビンが沈着した皮膚に光線を当てることで、ビリルビンを分解し、血中に取り込んで排泄しやすくする。核黄疸のリスクが高い場合に行う。

■ 光線療法の開始のめやす

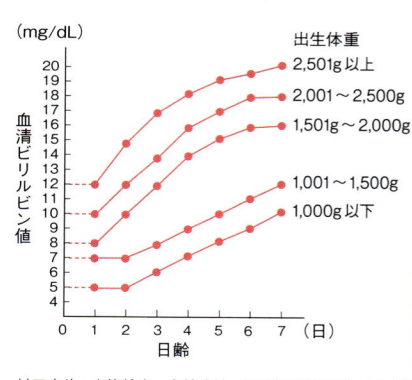

(mg/dL)

出生体重

- 20, 19, 18, 17, 16, 15, 14, 13, 12, 11, 10, 9, 8, 7, 6, 5, 4

血清ビリルビン値

0 1 2 3 4 5 6 7 （日）
日齢

- 2,501g以上
- 2,001〜2,500g
- 1,501g〜2,000g
- 1,001〜1,500g
- 1,000g以下

村田文也：交換輸血・光線療法. 周産期医学1981：11：359. より引用

- ●出生当日を0日とする。
- ●以下の因子のいずれかが存在するときには、1段低い基準線を超えたときに光線療法を考慮する。
  - ▶新生児仮死
  - ▶低体温（35.0℃）
  - ▶新生児溶血性疾患
  - ▶低血糖
  - ▶アシドーシス（pH≦7.25）
  - ▶感染症
  - ▶呼吸窮迫
  - ▶低タンパク血症（血漿タンパク質≦5.0g/dL）

■ 光線療法時のポイント

観察項目	●体温の変動、脱水の有無 ●治療時間は1クール24時間、治療中断によりビリルビン値が上昇するため、24時間後リバウンド（再上昇）がないことを確認する
副作用	発熱、不感蒸泄の増加、下痢、緑色便、嗜眠、哺乳力低下、皮疹、ブロンズベビー症候群
注意点	●体の露出をできるだけ多くする（おむつは着用する） ●新生児と光源の距離：40cm ●性腺保護のためにおむつを着用する ●網膜保護のために児にアイマスクを装着する ●脱水に注意が必要なため、水分の摂取を促す

Check 便の性状・排便回数の増加に伴うおむつかぶれ（殿部発赤）が生じるので、保清が必要である

高ビリルビン血症

第6章

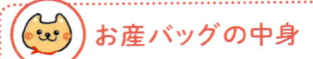

お産バッグの中身

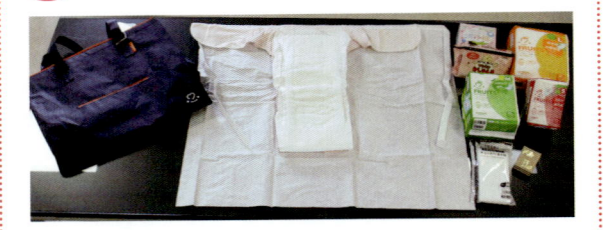

入院時に妊婦が持参するお産バッグには、一般的に次のようなものが入っている。

- ● 産褥パッド：分娩直後に使用する。パッドのサイズを知っておくことで、産褥の悪露の情報収集に活用できる（悪露のアセスメントについては**p.79**参照）。
- ● 産褥ショーツ、産褥パッド
- ● 骨盤ベルト　など

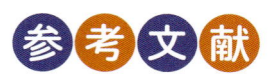

【第2章】

1. 堤治：系統看護学講座 専門分野Ⅱ 母性看護学2 母性看護学各論 第13版. 医学書院, 東京, 2016：16-20.
2. 亀井良政, 森恵美, 大月恵理子 他：系統看護学講座 専門分野Ⅱ 母性看護学2 母性看護学各論 第13版. 医学書院, 東京, 2016：387-388.
3. 医療情報科学研究所編：病気がみえる vol.10 産科 第3版. メディックメディア, 東京, 2013：6-11.
4. 古川亮子, 市江和子編著：母性・小児実習ぜんぶガイド. プチナース2017；26（6）：8-10.
5. 日本糖尿病学会編著：糖尿病治療ガイド 2016-2017. 文光堂, 東京, 2016.

【第3章】

1. 医療情報科学研究所編：病気がみえる vol.10 産科 第3版. メディックメディア, 東京, 2013：234.
2. 濱松加寸子, 市江和子監修：豆チョコ 母性・小児ケア. 照林社, 東京, 2014.
3. 近藤由理香：運動指導・腹帯の巻き方. 道又元裕監修, 岩下光利, 高崎由佳理編, 見てわかる 産婦人科ケア 看護手順と疾患ガイド. 照林社, 東京, 2013：149-151.
4. 池西静江, 石束佳子編：看護学生スタディガイド2019. 照林社, 東京, 2018：1131.

【第5章】
1. 古川亮子，市江和子編著：母性・小児実習ぜんぶガイド．プチナース2017；26（6）：12.
2. 金子美紀：分娩後24時間この時期に提供されるケア．堀内成子編，パーフェクト臨床実習ガイド 母性看護 第2版．照林社，東京，2017：160-163.
3. 佐藤多賀子：産後のからだの回復の支援．道又元裕監修，岩下光利，高崎由佳理編，見てわかる 産婦人科ケア 看護手順と疾患ガイド．照林社，東京，2013：182-187.
4. 石村由利子著，佐世正勝，石村由利子編：ウエルネスからみた母性看護過程＋病態関連図 第3版．医学書院，東京，2016：664.

【第6章】
1. 佐々木祥子：日常生活の援助．山元恵子監修，佐々木祥子編著：写真でわかる小児看護技術アドバンス 小児看護に必要な臨床看護技術を中心に．インターメディカ，東京，2017：49-53.

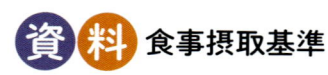

資料 食事摂取基準

■妊婦・授乳婦の食事摂取基準

		非妊婦		妊婦 (付加量)	授乳婦 (付加量)
		18〜29歳	30〜49歳		
推定 エネルギー 必要量 (kcal/日)	身体活動 レベルⅠ (低い)	1,650	1,750	初期：+50 中期：+250 後期：+450	+350
	身体活動 レベルⅡ (ふつう)	1,950	2,000		
	身体活動 レベルⅢ (高い)	2,200	2,300		
タンパク質*(g/日)		50	50	初期：+0 中期：+10 後期：+25	+20
脂肪エネルギー比率 (%エネルギー)**		20〜30	20〜30	——	——
カルシウム*(mg/日)		650	650	——	——
鉄*(mg/日)		月経なし： 6.0 月経あり： 10.5	月経なし： 6.5 月経あり： 10.5	初期：+2.5 中期・後期： +15.0	+2.5
マグネシウム*(mg/日)		270	290	+40	——
葉酸*(μg/日)		240	240	+240	+100
ビタミンA*(μg RAE/日)		650	700	初期・中期：0 後期：+80	+450
ビタミンB_1*(mg/日)		1.1	1.1	+0.2	+0.2
ビタミンB_2*(mg/日)		1.2	1.2	+0.3	+0.6
ビタミンB_6*(mg/日)		1.2	1.2	+0.2	+0.3
ビタミンB_{12}*(μg/日)		2.4	2.4	+0.4	+0.8
ビタミンC*(mg/日)		100	100	+10	+45
ビタミンD***(μg/日)		5.5	5.5	7.0	8.0

厚生労働省「日本人の食事摂取基準(2015年版)」
*推奨量　　**目標量　　***目安量

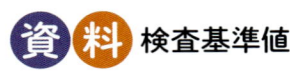 検査基準値

■妊婦の血液検査基準値

血液検査	非妊婦	妊婦	傾向
赤血球数(×10⁴/µL)	380〜480	350〜450	↓
ヘモグロビン量(Hb)(g/dL)	12〜16	10.5〜13	↓
ヘマトクリット値(Ht)(%)	34〜47	33〜38	↓
血小板数(×10⁴/µL)	14〜38	13〜35	↓
白血球数(/µL)	4,300〜11,000	5,000〜15,000	↑
リンパ球(/µL)	1,000〜4,800	1,300〜5,200	↑
好中球数(/µL)	1,800〜7,700	3,800〜10,000	↑
単球(/µL)	0〜800	0〜800	→
好酸球(/µL)	0〜400	0〜400	→

貧血検査	非妊婦	妊婦	傾向
血清鉄(Fe)(µg/dL)	29〜164	60〜135	↓
総鉄結合能(TIBC)(µg/dL)	262〜452	300〜500	↑
フェリチン(ng/mL)	10〜120	15〜150	↑

止血凝固検査	非妊婦	妊婦	傾向
フィブリノゲン(mg/dL)	200〜400	350〜520	↑
赤血球沈降速度(mm/時)	3〜15	50	↑
HPT(%)	70〜130	130〜190	↑
ATⅢ(活性)(%)	80〜130	90〜115	↓
TAT(ng/mL)	<4	5.6〜15	↑
プロテインC(%)	70〜150	70〜150	→
プロテインS(%)	70〜160	26〜46	↓
FDP(µg/mL)	<5.0	4.0〜8.0	↑
Dダイマー(µg/mL)	<0.5	0.4〜5.4	↑

肝機能検査	非妊婦	妊婦	傾向
AST（GOT）（U/L）	11〜33	11〜27	→
ALT（GPT）（U/L）	4〜44	1〜25	↓
乳酸脱水素酵素（LDH）（U/L）	120〜245	200〜400	↑
総タンパク（TP）（g/dL）	6.7〜8.3	5.5〜7.0	↓
アルブミン（Alb）（g/dL）	3.8〜5.3	3.0〜4.0	↓
アルブミン／グロブリン比（A/G比）	1.3〜2.0	1.0〜1.4	↓
PT（秒）	11〜13	10〜12	→
APTT（秒）	25〜35	25〜35	→
コリンエステラーゼ（U/L）	350〜750	250〜500	↓
γグルタミルトランスペプチダーゼ（γ-GTP）（U/L）	9〜35	2〜14	↓
チモール混濁試験（TTT）（U）	0〜4（Kunkel単位）	0〜3	↓
硫酸亜鉛混濁試験（ZTT）（U）	2〜12（Kunkel単位）	2〜7	↓
総ビリルビン（TB）（mg/dL）	0.2〜1.0	0.1〜0.9	→
アルカリフォスファターゼ（ALP）（U/L）	80〜260	70〜240	→
クレアチニンクリアランス（mL/分）	91〜130	120〜160	↑
尿素窒素（BUN）（mg/dL）	8〜20	15以下	↓
クレアチニン（Cr）（mg/dL）	0.4〜0.8	＜0.9	↓
尿酸（mg/dL）	2.0〜7.0	＜4.5	↓

※基準値は古川亮子，市江和子編著：母性・小児実習ぜんぶガイド．プチナース2017；26（6）．
を参考にして作成。上記検査基準値はあくまでも参考値である。測定法によっても異なり，各施
設でそれぞれ設定されているものも多くある。

■胎児末梢血pHによる胎児アシドーシスの程度と診断基準

胎児末梢血pH		7.25		7.20		7.15		7.10	
アシドーシスの程度と診断基準	正常		極軽度		軽度		中程度		高度
	安全		要注意		警戒		危険		

荒木勤：最新産科学 異常編 改訂第22版．文光堂，東京，2012；327．より引用

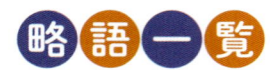

本書内に出てくる主な略語をまとめています。

	略語	正式単語	意味	ページ
A	AFD児	appropriate for dates児	相当体重児	88
	AFI	amniotic fluid index	羊水インデックス	42
	AGA児	appropriate for gestational age児	相当体重児	88
	AIDS	acquired immunodeficiency syndrome	後天性免疫不全症候群	36
B	BMI	body mass index	体格指数	34
	BPD	biparietal diameter	児大横径	15
	BPS	biophysical profile score	バイオフィジカルプロファイルスコア	47
C	CACT	carnitine-acylcarnitine translocase	カルニチンアシルカルニチントランスロカーゼ	95
	CL	cervical length	子宮頸管長	27
	CPT-1	carnitine palmitoyltransferase-I	カルニチンパルミトイルトランスフェラーゼ-I	95
	CPT-2	carnitine palmitoyltransferase-II	カルニチンパルミトイルトランスフェラーゼ-II	95
	CRL	crown-rump length	頭殿長	14

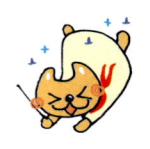

	略語	正式単語	意味	ページ
C	CRS	congenital rubella syndrome	先天性風疹症候群	23
	CSII	continuous intravenous insulin infusion	持続皮下インスリン注入療法	34
	CST	contraction stress test	収縮ストレステスト	44
D	D&C	dilation and curettage	子宮内容物除去術	65
	DNA	deoxyribonucleic acid	デオキシリボ核酸	23
	DVT	deep-vein thrombosis	深部静脈血栓症	69
E	EFW	estimated fetal weight	推定体重	17
F	FAS	fetal alcohol syndrome	胎児アルコール障害	48
	FHB	fetal heart beat	胎児心拍	13
	FM	fetal movement	胎動	14
G	GBS	group B streptococcus	B群溶血性連鎖球菌	22, 36
	GDM	gestational diabetes mellitus	妊娠糖尿病	32
	GS	gestational sac	胎嚢	13

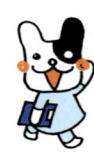

	略語	正式単語	意味	ページ
	Hb	hemoglobin	ヘモグロビン	19
	HbA1c	hemoglobin A1c	ヘモグロビンエーワンシー	33
	hCG	human chorionic gonadotropin	ヒト絨毛性ゴナドトロピン	10
	HDP	hypertensive disorders of pregnancy	妊娠高血圧症候群	29
H	**HELLP**	hemolysis,elevated liver enzyme,low platelet count	溶血性貧血、肝酵素上昇、血小板減少をきたす症候群（妊娠高血圧症候群の亜型とされる）	68
	HFD児	heavy for dates児	不当重量児	88
	HIV	human immunodeficiency virus	ヒト免疫不全ウイルス	36
	HI法	hemagglutination inhibition test	赤血球凝集抑制試験	35
	Ht	hematocrit	ヘマトクリット	19
	HTLV-1	human T cell leukemia virus-1	ヒトT細胞白血病ウイルス	36
I	**IgA**	immunoglobulin A	免疫グロブリンA	81
	IUGR	intrauterine growth retardation	子宮内発育遅滞	68
L	**LFD児**	light-for-dates児	不当軽量児	88

	略語	正式単語	意味	ページ
M	MC	Maternity Classes	マタニティクラス	14
	MCAD	medium-chain acyl-CoA	中鎖アシルCoA脱水素酵素	95
N	NRFS	non-reassuring fetal status	胎児機能不全	71
	NST	non-stress test	ノンストレステスト	46
O	OGTT	oral glucose tolerance test	経口ブドウ糖負荷試験	33
P	PROM	premature rupture of membranes	前期破水	70
R	RDS	respiratory distress syndrome	呼吸窮迫症候群	102
S	SFD児	small for dates児	不当軽量児のうち、身長・体重に関しても週数相応の標準からみて10パーセンタイル未満の児	88
	SGA児	small for gestational age児	SFD児と同義	88
	SI	shock index	ショックインデックス	66
V	VLCAD	very long-chain acyl-CoA	極長鎖アシルCoA脱水素酵素	95
W	WHO	World Health Organization	世界保健機関	11

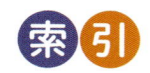

索引

母性看護実習クイックノート

2018年5月2日 第1版第1刷発行	監　修　池西　靜江
2024年7月24日 第1版第9刷発行	著　者　上敷領正子
	発行者　有賀　洋文
	発行所　株式会社　照林社

〒112-0002

東京都文京区小石川2丁目3-23

電　話　03-3815-4921（編集）

　　　　03-5689-7377（営業）

https://www.shorinsha.co.jp/

印刷所　大日本印刷株式会社

■周産期の期間

		妊娠月数	妊娠週数	妊娠日	
妊娠期	妊娠初期 (14週未満)	第1月	0〜3	0〜27	
		第2月	4〜7	28〜55	
		第3月	8〜11	56〜83	
		第4月	12〜15	84〜111	
	妊娠中期	第5月	16〜19	112〜139	
		第6月	20〜23	140〜167	早期産 (妊娠22週以降37週未満)
		第7月	24〜27	168〜195	
	妊娠後期	第8月	28〜31	196〜223	
		第9月	32〜35	224〜251	
		第10月	36	252〜258	
			37	259〜265	正期産 (妊娠37週以降42週未満)
			38	266〜272	
			39	273〜279	
		(予定日以降)	40	280〜286	
			41	287〜293	
			42	294〜300	過期産 (妊娠42週以降)
分娩期	分娩第1期	分娩開始〜子宮口全開大	分娩所要時間のめやす	初産婦：10〜12時間 経産婦：5〜6時間	
	分娩第2期	子宮口全開大〜胎児娩出		初産婦：1〜2時間 経産婦：30分〜1時間	
	分娩第3期	胎児娩出直後〜胎盤娩出		初産婦：15〜30分 経産婦：10〜20分	
	分娩第4期	分娩後約2時間			
産褥期		出産後約6〜8週間			